高血压饮食宜忌

(赠光盘)

杜佳林　主编

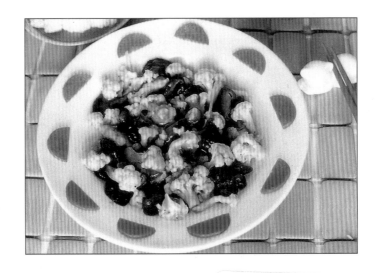

辽宁科学技术

·沈阳·

图书在版编目（CIP）数据

高血压饮食宜忌/ 杜佳林主编. —沈阳：辽宁科学
技术出版社，2017.8
　ISBN 978-7-5381-9542-2

　Ⅰ.①高…　Ⅱ.①杜…　Ⅲ.①高血压–食物疗法
Ⅳ.①R247.1

　中国版本图书馆 CIP 数据核字（2016）第 001746 号

出版发行：辽宁科学技术出版社
　　　　　（地址：沈阳市和平区十一纬路 25 号　邮编：110003）
印　刷　者：沈阳市精华印刷有限公司
经　销　者：各地新华书店
幅面尺寸：170mm × 240mm
印　　张：6
字　　数：120 千字
出版时间：2017 年 8 月第 1 版
印刷时间：2017 年 8 月第 1 次印刷
责任编辑：寿亚荷
封面设计：翰鼎文化/达达
版式设计：袁　舒
责任校对：李　霞

书　　号：ISBN 978-7-5381-9542-2
定　　价：35.00元（赠光盘）

联系电话：024-23284370
邮购热线：024-23284502
E-mail：syh24115@126.com

编 委 会

前 言 PREFACE

现如今，人们经济收入明显提高了，物质生活极大丰富了。但是，繁忙的工作、激烈的竞争、快速的生活节奏，使每个人都能感受到一种无形的巨大压力。在这种压力下，人体的生物钟被打乱了，人们的疲劳多了睡眠少了，烟酒多了运动少了，快餐多了膳食平衡少了。不良生活习惯带来的疾病如高血压、心脏病、高血脂、糖尿病、焦虑症、抑郁症等在逐年增加。

目前，原发性高血压已经是全球最广泛流行的疾病，其患病率高、致残率高、死亡率高的特点已成为人类健康的最大威胁。据统计，我国高血压患病率已达到17%，接近1.6亿人。高血压常引起心、脑、肾并发症，是脑中风、冠心病的主要危险因素，是影响人类健康和生命的无形杀手。高血压是一种"生活方式病"，它与运动、饮食、烟酒、情绪等多方面生活状态有关，人们只有改掉不良的生活习惯，采取健康的生活方式，避免一切高危因素，才能减少发病率，控制高血压的发生。

本书首先介绍高血压的诊断标准、病因、病机、症状、危害等基础知识；其次讲述常用中医药降压方法，高血压患者的日常保健、饮食宜忌；再通过收集大量适宜高血压患者的食物、菜谱、粥谱、茶饮等相关性信息内容，经过筛选过滤，汇集成一部较全面的、通俗易懂的健康常识精品图书。

编著者

目 录 CONTENTS

五、高血压患者的饮食

六、高血压患者的食谱

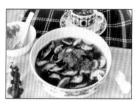
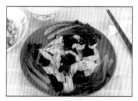
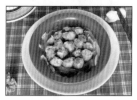
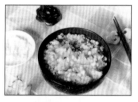
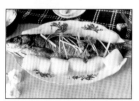
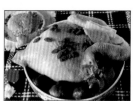

一

高血压的一般知识

1. 什么是血压、收缩压、舒张压

血压是血液在血管内流动时作用于血管壁的压力，它是推动血液在血管内流动的动力。通常血压是指动脉血压。心室收缩时，血液从心室流入动脉，此时的血压为收缩压；心室舒张时，动脉血管弹性回缩，此时的血压为舒张压。

2. 什么是高血压？怎么判定

高血压是指在静息状态下动脉收缩压和（或）舒张压升高。正常成人血压，收缩压应低于 140 毫米汞柱，舒张压应低于 90 毫米汞柱。当成年人在未使用抗高血压药物的情况下，收缩压大于或等于 160 毫米汞柱，舒张压大于或等于 95 毫米汞柱；或有高血压史，目前正使用抗高血压药物，现血压虽未达到上述水平者，都应诊断为高血压。收缩压高于 140 毫米汞柱而低于 160 毫米汞柱，舒张压高于 90 毫米汞柱而低于 95 毫米汞柱时为临界性高血压。

3. 高血压分类

高血压分为原发性高血压（特发性高血压）和继发性高血压（症状性高血压）两类。通常所说的高血压是指原发性高血压，约占高血压患者总数的 95%，是一种高发病率、高并发症、高致残率的疾病，目前发病原因尚未完全明了。继发性高血压是由于某些确定病因如慢性肾小球肾炎、肾动脉狭窄、肾上腺和垂体肿瘤等引起的，病因解除后，高血压即可缓解。

4. 高血压分级

1 级高血压（轻度）：收缩压 140~159 毫米汞柱；舒张压 90~99 毫米汞柱，无心、脑、肾损害。

2 级高血压（中度）：收缩压 160~179 毫米汞柱；舒张压 100~109 毫米汞柱，心、脑、肾损害，功能处于代偿状态。

3 级高血压（重度）：收缩压 ≥180 毫米汞柱；舒张压 ≥110 毫米汞柱，心力衰竭或脑出血、肾衰竭等并发症。

5. 高血压发病因素

高血压的发病一般和下面几种因素有关：

肥胖：肥胖者高血压发病率高。

遗传：大约半数高血压患者有家族史。

食盐量过高：摄入食盐多者高血压发病率高。

环境：有噪声的工作环境易诱发高血压。

职业：过度紧张的脑力劳动易发生高血压。

年龄：发病率有随年龄增长而增高的趋势。

6. 高血压的临床表现

高血压的临床症状因人而异。早期可能无症状或症状不明显，仅仅会在劳累、精神紧张、情绪波动后发生血压升高，并在休息后恢复正常。随着病程延长，血压明显地持续升高，逐渐会出现各种症状。

常见的临床症状有头痛、头晕、注意力不集中、记忆力减退、耳鸣、失眠、胸闷、心悸气短、乏力、夜尿增多、肢体麻木等。

头晕和头痛是高血压最多见的脑部症状。长期的高血压导致脑供血不足，是引起头晕的原因之一。经常头晕，可妨碍思考，降低工作效率，注意力不集中，记忆力下降，有时甚至引起恶心、呕吐。头痛可表现为持续性钝痛或搏动性涨痛，多因血压突然升高使头部血管反射性强烈收缩所致，疼痛的部位多在后脑。

胸闷和心悸意味着患者的心脏受到了高血压的影响。血压长期升高，会致使左心室扩张或心肌肥厚，这都导致心脏的负担加重，进而发生心肌缺血和心律失常，患者就会感到胸闷、心悸和乏力。

长期高血压致肾小动脉硬化。肾功能减退时，可引起夜尿、多尿，尿中含蛋白、管型及红细胞。尿浓缩功能低下，酚红排泄及尿素廓清障碍，出现氮质血症及尿毒症。

另外，由于脑神经功能紊乱，可出现烦躁、心悸、失眠、易激动等症状；全身小动脉痉挛以及肢体肌肉供血不足，可导致肢体麻木，颈背肌肉紧张、酸痛。

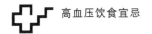

7. 高血压对人体的危害

高血压是心脑血管病的首要危险因素，如果不及时治疗，高血压将导致脑出血、动脉硬化、心肌梗死、肾衰和失明。高血压的危害非常大，必须高度重视。那么高血压的危害有哪些呢？

（1）高血压对大脑的危害

大脑是人体的总司令部，出不得一点问题。为大脑提供营养的血管，维持着大脑的正常工作需要。脑血管出现缺血性、出血性和短暂脑缺血等异常情况，都可能导致身体致残，甚至死亡。这些发生在脑子里的疾病主要原因是长期血压升高导致的。长期高血压可以引起脑血管硬化、管腔狭窄，甚至完全梗死；高血压还可以引起脑动脉的微型血管瘤，这些危害导致了脑血流障碍，从而引起脑组织缺血或颅内出血，并出现相应的临床症状。所以，高血压是引起脑血管损伤的独立危险因素。

（2）高血压对心脏的危害

心脏是维持血压的重要器官，而血压长期升高又会损害心脏，导致心脏的结构和功能发生变化。高血压对心脏的损害早期主要使心肌肥厚，晚期出现心力衰竭与心律失常；同时高血压又常与冠状动脉粥样硬化并发，高血压主要损害心脏的冠状动脉，逐渐使冠状动脉发生粥样硬化而发生冠心病。因此，高血压患者患冠心病的概率是血压正常者的两倍。

（3）高血压对肾脏的危害

在肾脏的危害因素中，除变态反应引起的炎症和细菌感染外，临床比较常见的就是高血压。血压升高以后，全身小动脉血管收缩、痉挛，长期痉挛的血管内膜可以发生玻璃样变化，损伤管壁，使胆固醇等容易沉积在血管壁上，血管管壁增厚、变硬、管腔狭窄。肾小动脉、肾小球都可能发生上述损害与变化，从而导致肾脏缺血、肾小球萎缩、细小动脉纤维化，进一步发展则肾单位也发生纤维化玻璃样变、肾皮质变薄。由于肾单位破坏过多，肾功能被损害，最终发展为尿毒症。

（4）高血压对视网膜的危害

临床实践表明，高血压病早期，眼底检查大都是正常的。当高血压发展到一定程度时，视网膜动脉可出现痉挛性收缩，动脉管径狭窄；随着病情的发展，视网膜可出现出血、渗出、水肿，严重时出现视神经乳头水肿。长此以往，这些渗出物质就沉积于视网膜上，眼底出现放射状蜡样小黄点，此时可引起患者的视觉障碍，如视物不清、视物变形或变小等。

（5）高血压猝死

猝死是临床上最为紧急的状态。它表现为忽然发生呼吸、心跳停止，意识丧失，并常于1小时内死亡。高血压因左心室负荷增加，而致左室肥厚，肥厚的心肌会需要更多的血液供应，才能满足其代谢的需要；当左室心肌肥厚到一定程度后，血液供应不能满足如此肥厚的心肌需要时，就会导致心肌缺血的发生；随着病程演变，甚至会进展为缺血性心脏病，即冠心病。而绝大多数的心源性猝死是由冠心病所导致的。冠心病猝死约占全部心血管病猝死的90%。

（6）高血压危象

高血压危象在高血压早期和晚期均可发生。紧张、疲劳、寒冷、突然停服降压药等诱因会导致小动脉发生强烈痉挛，导致血压急剧上升。会出现头痛、烦躁、眩晕、恶心、呕吐、心悸、气急以及视力模糊等严重的症状。

了解到高血压的危害后，患者要及时治疗，选择最为有效的治疗手段。

8. 高血压常见并发症

在我国，高血压最常见的并发症是脑血管意外，其次是高血压性心脏病，再次是肾衰竭。根据高血压对人体的危害，现把高血压易引起的多种并发症分类表述如下。

（1）脑血管病

高血压时，血流对管壁的压力增大，特别是在动脉分叉处，加之动脉粥样硬化所致的动脉内膜炎症，可形成脑小动脉的微小动脉瘤；如果患者一时激动或过度兴奋，如愤怒、突发事故、剧烈运动等，都会使血压急骤升高；血压突然升高，会使微小动脉瘤破裂，引起脑出血。

高血压时，脑部小动脉收缩，这种收缩如持续时间较长，就会因动脉中层营养障碍而出现变性，血管壁硬化、管腔变小，从而使脑部小动脉失去随全身血压波动而收缩和扩张的功能，当血压下降时即引起脑部灌注不足，引起脑缺血。

（2）高血压脑病

是由于过高的血压超过了脑血流的自动调节范围，脑组织因血流灌注过多而引起的脑水肿。临床上以脑病的症状和体征为特点，表现为弥漫性严重头痛、呕吐、意识障碍、精神错乱，严重的甚至会昏迷和抽搐。此类脑病主要发生在重症高血压患者中。

（3）冠心病

高血压引起心脏血管的损害，主要是损害冠状动脉血管。由于血压增高，冠状动脉血管伸张，刺激血管内层下平滑肌细胞增生，使动脉壁弹力蛋白、胶原蛋白及黏多糖增多，血管内膜层和内皮细胞损伤，胆固醇和低密度脂蛋白浸入动脉壁，纤维增生。另外，由于平滑肌细胞内溶酶体增多，减少了对动脉壁上胆固醇等物质的消除，逐渐使冠状动脉发生粥样硬化，此时的冠状动脉变狭窄，使供应心肌的血液减少，导致心肌缺血缺氧、坏死，从而引起缺血性心脏病，也就是我们通常说的"冠心病"。

（4）高血压心脏病

当一个人患有原发性高血压时，周身的细小动脉产生持续性痉挛和广泛的小动脉硬化，使周围血管的外周阻力增加，血压持续升高。左心室为了克服持续增高的外周阻力，必须加强收缩力，才能将心室内的血液射入大动脉。这样，左心室的肌肉逐渐代偿性地肥大、增厚，形成高血压性心脏病。高血压心脏病是高血压长期得不到控制的一个必然趋势，最后或者可能会因心脏肥大、心律失常、心力衰竭而影响生命安全。

（5）慢性肾衰竭

高血压对肾脏的损害是一个严重的并发症，其中高血压合并肾衰竭约占10%。一般到高血压的中、后期，肾小动脉发生硬化，肾血流量减少，肾浓缩小便的能力降低，此时会出现多尿和夜尿增多现象；急骤发展的高血压可引起广泛的肾小动脉弥漫性病变，从而迅速发展成为尿毒症。

因此，高血压患者的主要治疗目标是最大程度地降低心血管并发症的发生与死亡的总体危险。

9. 高血压降压目标

一般高血压患者，应将血压（收缩压/舒张压）降至140/90毫米汞柱以下；65岁及以上老年人的收缩压应控制在150毫米汞柱以下，如能耐受还可进一步降低；伴有肾脏疾病、糖尿病，或病情稳定的冠心病或脑血管病的高血压患者治疗更宜个体化，一般可以将血压降至130/80毫米汞柱以下。

中医对高血压的认识

1. 中医如何认识高血压

2. 常用中医降压方法

1. 中医如何认识高血压

中医学认为，高血压属于"眩晕""头痛""中风"范畴。常与情志失调、饮食失节、内伤虚损等因素有关。在各种因素的综合作用下，人体的阴阳失调、气血失衡，特别是肝、肾两脏的阴阳失调为多见；由于肝肾阴虚、肝阳上亢，形成下虚上实的现象，故出现头痛、头晕、耳鸣、失眠等症；而肾阴亏损，不能上济心阴，故见心悸、健忘、不寐等症；若病久不愈，则可导致肾阳虚衰，此时常有畏寒、肢体乏力、阳痿、夜尿等症；阳盛可以化火、化风，可见面红目赤、烦躁易怒；肝风入络，则见四肢麻木；人体的这些阴阳平衡失调，最终会导致血压升高。

中医认为，原发性高血压的形成是由素体、精神、饮食、七情、劳欲等多种因素交互作用所致。体质的阴阳偏盛或偏衰，禀赋不足，脏腑亏损等为发病的内因，精神高度紧张、劳倦过度或强烈精神刺激等是发病的常见因素。恣食肥甘或烟酒过量或嗜食咸味而聚湿生痰，助阳化火又是不可忽视的促发因素。总之，中医认为，人体健康最根本在于阴平阳秘、气血调和，所以，心境的平和、饮食的合理、有规律的锻炼对高血压的预防和治疗至关重要。

2. 常用中医降压方法

中医降压方法有很多，除中药治疗外，足疗、推拿按摩、太极拳、气功、针刺疗法、磁疗法都有降低血压的作用。下面介绍几种常用的中医降压方法。

(1) 足疗降压

足部是人体的"第二心脏"，是人体的阴晴表，能够很正确地反映人体的健康状况。足疗就是运用中医原理，集检查、治疗和保健为一体的无创伤自然疗法，是高血压患者首选的降压方法。足疗包括两部分：足浴疗法和足部按摩。

足浴疗法

足浴疗法是现在高血压患者广泛采用的治疗方法，能减轻患者的病痛，缓解病情，是一种疗效不错的高血压治疗方法。高血压患者足浴的时候，水的温度一般保持在40℃左右，水量以沉没脚的踝部为好，双脚浸泡5~10分钟。伴随着用手缓慢、连贯、轻松地推拿双脚，先脚背后脚心，直至发热为止。这样能使局部血管扩张，降低血压，末梢神经兴奋，血液循环加快，新陈代谢增强。如果在足浴的水中再加入一些治疗高血压的中草药，那么治疗效果会更理想。下面介绍几种中药足浴配方及用法用量。

双桑降压方

【组成】桑枝、桑叶、茺蔚子各10~15克。

【用法】加水1000毫升，浸泡5~10分钟后，煎至600毫升，倒入浴盆中，待水温为40~50℃。泡脚30~40分钟，擦干后就寝。每晚1次。

【功效】清热泻肝，适用于肝阳上亢型高血压。一般泡脚30分钟后开始降压，1小时后作用最强，维持4~6小时。若8小时后血压回升，可煎汤第二次熏洗。

牛膝钩藤降压方

【组成】牛膝、钩藤各30克。

【用法】加清水适量，浸泡5~10分钟后，水煎取汁，放入浴盆中，待温时足浴，可不断加热水以保持水温，加至盆满为止。每日早起和晚睡前足浴。每次30~40分钟，以不适症状减轻或消失为1疗程，连续1~2个疗程。

【功效】平肝潜阳、引热下行，适用于肝阳上亢型高血压。

钩藤桑叶降压方

【组成】钩藤20克，桑叶15克，菊花20克，夏枯草30克。

【用法】加水4000毫升煎煮取液，先熏足后温洗双足，每日1次，1剂可用2~3次，10天为1疗程。

【功效】平肝潜阳，清热安神。

桑叶芹菜降压方

【组成】桑叶、桑枝各 30 克，芹菜 50 克。

【用法】将上列药物加水 4000 毫升煎煮取液，先熏足后浸足，每日 1 次，发作时每日 2 次，1 剂可用 2~3 次，10 天为 1 疗程。

【功效】清肝降压，适用于各类高血压患者。

决明降压方

【组成】石决明 24 克，黄芪、当归、牛膝、生牡蛎、白芍、玄参、桑枝、磁石、补骨脂、丹皮、乌药、独活各 6 克。

【用法】将上列药物加水煎煮 30 分钟，取其煎液加温水适量，入浴盆足浴，每次 1 小时，每日 1 次，每次 1 剂，连续 7~10 剂。

【功效】平肝潜阳，适用于高血压头晕头痛，小便短少，肢体水肿，麻木等。

磁石降压方

【组成】磁石、石决明、党参、黄芪、当归、桑枝、枳壳、乌药、蔓荆子、白蒺藜、白芍、炒杜仲、牛膝各 6 克，独活 18 克。

【用法】将药同放锅中，加清水适量，浸泡 5~10 分钟后，水煎取汁，待温时泡足，每日 1 次，每次 10~30 分钟，1 剂药可用 2~3 次。

【功效】平肝潜阳，一般用药 1~3 次，血压即可降至正常。

罗布麻降压方

【组成】罗布麻叶 15 克，杜仲 6 克，牡蛎 15 克，夜交藤 10 克，吴茱萸 10 克。

【用法】加清水适量，浸泡 5~10 分钟后，水煎取汁，放入浴盆中，待温时足浴，可不断加热水以保持水温，加至盆满为止，每次足浴 30~40 分钟。

【功效】平肝潜阳、安神镇静，适用于高血压引起的头痛、眩晕等。

足浴疗法是中医常用的治病方法之一，是一种深得人心的保健养生方法。随着药物副作用的增多和药源性疾病的不断涌现，越来越多的人崇尚这种自然的保健疗法。作为绿色疗法之一的足浴疗法对人体没有任何副作用。

足部按摩

中医学认为，人体五脏六腑在脚上都有相应的投影，脚部是足三阴经的起始点，又是足三阳经的终止点，踝关节以下有 60 多个穴位。人体解剖学也表明，脚上的血管和神经比其他部位多，无数的神经末梢与头、手、身体内部各组织器官有着特殊的联系。所以，单纯对足部加以手法按摩，就能治疗许多疾病，其中治疗高血压有很好的疗效。下面是专家推荐的按摩穴位。

按摩大脚趾：大脚趾的趾掌关节横纹正中央处，是足部反射区的降压点，经常用手上下左右旋转揉搓即可。在血压突然升高时，立即用手的指甲掐在大脚趾与趾掌关节横纹上中央，约 2 分钟血压便会下降。

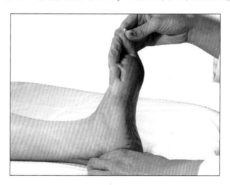

按摩大脚趾

按摩涌泉穴：涌泉穴是人体足底穴位，位于足前部凹陷处，第 2、3 趾趾缝纹头端与足跟连线的前 1/3 处。一是取坐位，将一条腿放在另一条腿上，同侧手托住脚踝，对侧手用小鱼际部在涌泉穴做上下推擦，直到脚心发热为止，再换另一只脚。二是坐床上两脚心相对，用两手拇指指腹自脚跟往前推至涌泉穴，由上而下反复 36 次，推至脚心发热为止。按摩涌泉穴动作要缓和、连贯，轻重要合适。刚开始速度要慢，时间要短，等适应后再逐渐加快按摩速度。在按摩脚心的同时，还要多动动脚趾。

足部按摩前，最好先用中药泡脚足浴，高血压患者最好在饭后 1 小时再做，水温控制是关键，温热即可。时间控制在 30 分钟内，按摩力度要适中，不要用力过猛。方法得当，可辅助降压。

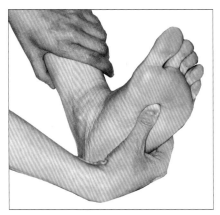

按摩涌泉穴

（2）推拿按摩降压

自我按摩可调节大脑皮层功能，改善脑内血液循环，使微血管扩张，血液增加，血压降低，防止动脉硬化。患者采用自我按摩疗法防治高血压，可有效地防止药物的毒副反应，且效果明显，下面介绍几种推拿按摩方法。

指甲根按摩法

指甲根按摩可使血管扩张，血压下降。方法是在手的大拇指的指甲根部，以另一只手的大拇指与食指夹住，转动着揉搓，然后，自指甲边缘朝指根方向慢慢地揉搓下去，勿用力过度，吸气时放松，呼气时施压，尽可能于早起、午间、就寝前做3次。

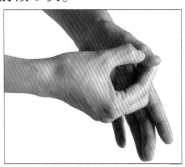

按摩指甲根

头部按摩法

头部按摩有升阳固脱、开窍醒脑，缓解高血压患者的头痛、眩晕症状的作用。

干洗脸方法：搓热双手，从额部经颞部沿耳前抹至下颌。然后再用双手四指指腹从印堂穴沿眉弓分别抹至双侧太阳穴，反复多次，逐渐上移至发际。这种干洗脸的方法有利于疏肝利胆、醒脑开窍，辅助降压。

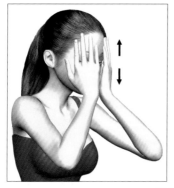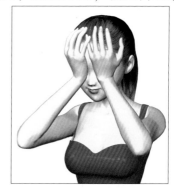

干洗脸方法

手梳头方法：两手虎口相对分开，放在耳上发际，食指在前，拇指在后，由耳上发际推向头顶，两虎口在头顶上会合时将发上提，反复推发 10 次，操作时稍用力，至后颈时两掌手指交叉以掌根挤压后颈。

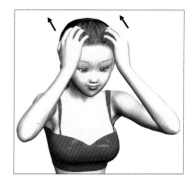

手梳头方法

耳部按摩法

耳部按摩能清醒头脑，增进记忆，强化听力，消除疲劳，防治头晕头痛、调整血压。

摩耳部方法：用两手分别按摩左右耳部，反复摩擦 1 分钟。

捏耳垂方法：用拇指、食指捏持耳垂，反复揉搓，并同时向下牵拉，以带动整个耳部向下延伸，牵拉的力量以不使耳根及耳部疼痛为度。

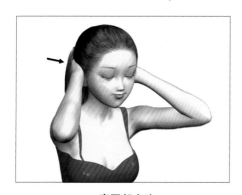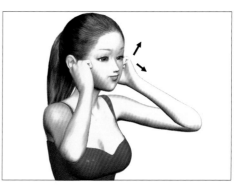

摩耳部方法   捏耳垂方法

钻耳眼方法：两手食指分别轻插进两侧耳孔，来回转动十几次，突然猛力拔出，重复 10~20 次。

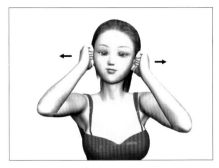

钻耳眼方法

卵石摩脚法

运用卵石摩脚，来刺激其皮肤神经末梢感受器，通过中枢神经起到调节内脏器官的作用，可达到促进血液循环，加速新陈代谢的作用，此方法对 1 期、2 期高血压病患者特别有益。

患者可赤脚在凹凸不平的鹅卵石小径蹬踏或小步跑；亦可用布袋装上小平袋鹅卵石，平放在地上赤脚在上面来回不停地踩踏；或者用挑选过的鹅卵石，固定在 0.5 平方米的湿水泥上，制成鹅卵石水泥板，赤脚在上面有节奏地踩踏。踏鹅卵石的时间安排在早晚进行，每次 15 分钟以上，踩踏时需防止跌倒。

（3）太极拳降压

太极拳降低高血压的好处主要表现在两个方面：一方面可以在一招一式中帮助高血压患者平复心绪，避免紧张焦虑。高血压患者平常容易紧张激动，通过打太极拳可逐步诱导，意守丹田部位，用意念引导动作，做到思想集中、心神安定。另一方面太极拳动作柔和、姿势放松，给人行云流水之感，不紧张不用力，但又能达到松弛肌肉的目的，还能使外周血管的阻力下降，充分改善微循环，从而辅助降压。

（4）气功降压

气功治疗老年高血压，不但有良好的近期降压疗效，而且对稳定血压，巩固疗效，减少和延缓并发症都有独特的疗效。

本病以练静功为主，适当结合动功。初学者选放松功，取坐、卧式均可，以能放松和静为原则，基本掌握后可酌情选用内养功、强壮功。10节动功能平血降压，与静功相结合有提高疗效的作用。

（5）常用降压中草药

葛根

【功效】祛风解表。

【作用】葛根黄酮能增加脑及冠状血管血流量，临床报道葛根用于治疗高血压伴有颈项强痛者疗效显著。

【用法】单煎或与槐花、茺蔚子配伍同用，每次15~30克，也可打成粉直接冲泡服用，每次10~15克。

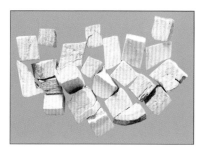

葛根

野菊花

【功效】清热解毒、消炎杀菌。

【作用】野菊花95%乙醇浸提物主要含有野菊花内酯、黄酮苷等水难溶物质，具有一定的降压效果，而且降压作用缓慢、持久，是较理想的降血压药物。

【用法】可以单味煎服，亦可与夏枯草、草决明配伍同用，每次10~15克。

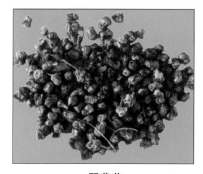

野菊花

夏枯草

【功效】清肝明目、消肿散结。

【作用】夏枯草具有明显的降压作用，其提取物具有降压活性及抗心律失常作用。中医治疗高血压时常在处方中加夏枯草以加强降压作用。用于治疗高血压具有头痛、目眩、耳鸣、烦热、失眠等肝热症候者。

【用法】可配伍决明子、黄芩、菊花等水煎服，每次15~30克。

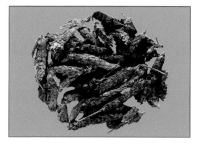

夏枯草

黄芩

【功效】清热燥湿、泻火解毒。

【作用】黄芩苷可直接扩张血管降低血压，也可能作用于血管感受器，反射地引起降压。黄芩对于肝经实热的高血压，有消除眩晕、头痛、口苦、心烦等症状的作用。

【用法】常与钩藤、草决明配伍同用，每次 9~12 克。

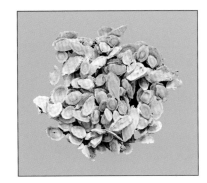

黄芩

钩藤

【功效】平肝、息风、清热。

【作用】所含钩藤碱和异钩藤碱有兴奋呼吸中枢，扩张周围血管，降低血压的作用。可用于肝阳上亢所致的眩晕、头痛、目赤等症。

【用法】常与石决明、白芍配伍同用，每次 20~30 克。

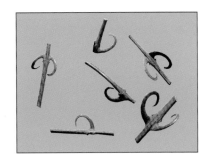

钩藤

天麻

【功效】平肝息风、益气。

【作用】可增加外周及冠状动脉血流量，对心脏有保护作用。适用于肝阳上亢所致的头痛、眩晕等症。

【用法】常与川芎配伍，如天麻丸。若为湿痰眩晕可配伍半夏、白术、茯苓等，如半夏白术天麻汤。每次 9~12 克。

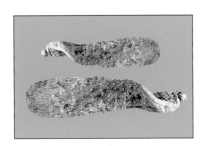

天麻

石决明

【功效】平肝潜阳。

【作用】清热、镇静、降血压、拟交感神经的作用。适用于肝肾阴虚、肝阳上亢所致的高血压头晕、目眩等症。

【用法】常与菊花、白芍、生龙骨、生牡蛎配伍同用，每次 30~45 克。

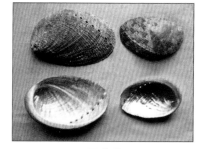

石决明

地龙

【功效】息风清热、利尿降压。

【作用】地龙酊剂、干粉混悬液、热浸液煎剂、针剂均有缓慢而持久的降压作用。其降压机制可能与作用在脊髓以上中枢神经系统有关。适用于早期高血压伴有肢体麻木者。

【用法】多复方使用，每次 10~20 克。

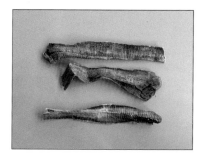

地龙

罗布麻

【功效】平肝息风、清热。

【作用】罗布麻叶有促进大鼠大动脉的舒张作用，使大鼠收缩压明显降低。对消除高血压引起的头痛、头晕、头涨、失眠等症状有良好的作用。

【用法】每天用罗布麻叶 3~6 克，开水冲泡代茶饮，降压效果明显。

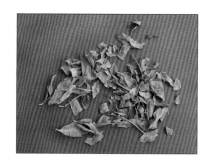

罗布麻

桑寄生

【功效】祛风湿，补肝肾。

【作用】有舒张冠状血管的作用，并能对抗垂体后叶素，对心肌收缩力则为先抑制后增加。常用于肝肾阴虚型高血压的治疗。

【用法】每次 10~15 克。

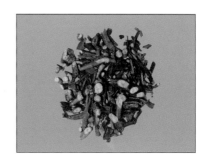

桑寄生

川芎

【功效】祛风、活血、止痛。

【作用】是常见的降压中药材之一。临床报道用于治疗高血压与利血平合用，有良好的协同作用。

【用法】常用量每次 9~15 克。

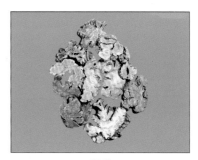

川芎

杜仲

【功效】补肝肾，强筋骨。

【作用】用于肝肾不足的高血压，头晕目眩、腰膝酸痛、筋骨痿软等症。但应该在夏、秋二季枝叶茂盛时采收，晒干或低温烘干再来使用。

【用法】常用量为 10~15 克。

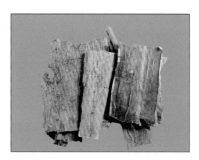

杜仲

牡丹皮

【功效】清血、活血、散瘀。

【作用】临床上主要用于清肝火和凉血散瘀（消炎、降压），因高血压和动脉硬化而屡有肝郁积热证者，可配野菊花、石决明等降压。

【用法】煎汤，每次 5~15 克。

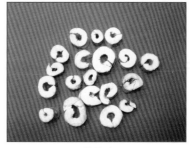

牡丹皮

黄连

【功效】泻火解毒、清热燥湿。

【作用】黄连含小檗碱、黄连碱等多种生物碱，有抑菌及抗病毒、抗原虫作用，并能降低血压，扩张冠状动脉。

【用法】常用量在1~3克。

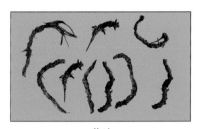

黄连

荷叶

【功效】清热平肝。

【作用】荷叶中富含的黄酮类物质，对治疗冠心病、高血压等有显著效果。从荷叶中提取的生物碱——荷叶碱可扩张血管，降低血压，能改善高血压引起的头痛眩晕症状。

【用法】常用量在6~10克（鲜品15~30克）。

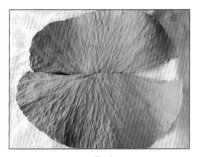

荷叶

高血压的防治

1. 高血压的药物治疗

对高血压患者使用降压药物治疗的目的，是通过降低血压有效预防或延迟脑中风、心肌梗死、心力衰竭、肾功能不全等心脑血管并发症发生，有效控制高血压的疾病进程，预防高血压急症、亚急症等重症高血压发生。

（1）药物治疗原则

个体化用药：根据不同患者的病理生理特点、病程进展和并发症，而采用不同的药物、不同的剂量。

联合用药：对一般高血压患者，先用副作用小的药物，如未取得满意疗效可逐步加用一种或多种作用机制不同的药物。可进行分级治疗。

一级治疗：利尿剂、β受体阻滞剂、钙拮抗剂或血管紧张素转换酶抑制剂治疗。

二级治疗：联合用药，两种药物并用，自小量开始，有效为止，若无效转入三级。

三级治疗：联合用药，3种药物并用。

四级治疗：三级治疗效果不佳者，可换用胍乙啶等。

（2）常用降压药物

①血管紧张素缓解抑制剂（表1）：这类药物的作用机制是抑制血管紧张素转化酶阻断肾素血管紧张素系统发挥降压作用，适用于伴慢性心力衰竭、心肌梗死后心功能不全、糖尿病肾病、非糖尿病肾病、代谢综合征、蛋白尿或微量白蛋白尿患者。

表1 常用的血管紧张素缓解抑制剂降压药物

药品名称	剂量（毫克）	服药方法（次/天）
卡托普利	12.5~50	2~3
依那普利	5~20	1~2
贝那普利	5~20	1~2
赖诺普利	2.5~20	1
雷米普利	1.25~10	1
福辛普利	10~40	1

不良反应：可出现持续性干咳，多见于用药初期，症状较轻者可坚持服药。有时会有低血压、皮疹，长期应用有可能导致血钾升高，应定期监测血钾和血肌酐水平。

禁忌证：双侧肾动脉狭窄、高钾血症及妊娠妇女禁用。

②钙拮抗剂（表2）：这类药物通过阻断血管平滑肌细胞上的钙离子通道发挥扩张血管降压的作用，适用于老年高血压、单纯收缩期高血压、伴稳定型心绞痛、冠状动脉或颈动脉粥样硬化及周围血管病患者。

表2　常用钙拮抗剂降压药物

药品名称	剂量（毫克）	服药方法（次/天）
硝苯地平控释片	30	1~2
硝苯地平缓释片	10~40	1~3
氨氯地平	2.5~10	1~2
拉西地平	2~6	1
尼群地平	10~40	1~2
贝尼地平	2~8	1~2

禁忌证：心动过速与心力衰竭患者应慎用。急性冠脉综合征患者一般不推荐使用短效硝苯地平。

③血管紧张素受体阻滞剂（表3）：这类药物的作用机制是阻断血管紧张素1型受体发挥降压作用，适用于伴左室肥厚、心力衰竭、心房颤动、糖尿病肾病、代谢综合征、微量白蛋白尿或蛋白尿患者以及不能耐受血管紧张素缓解抑制剂的患者。

表3　常用血管紧张素受体阻滞剂降压药物

药品名称	剂量	服药方法（次/天）
缬沙坦	80~160毫克	1~2
氯沙坦	50~100毫克	1~2
厄贝沙坦	150~300毫克	1~2
替米沙坦	20~40毫克	1
坎地沙坦	4~12毫克	1
复代文	1片	1~2
安博诺	1片	1~2
奥美沙坦	10~40毫克	1~2

禁忌证：双侧肾动脉狭窄、妊娠妇女、高钾血症者禁用。长期应用可升高血钾，应注意监测血钾及肌酐水平变化。

④β受体阻滞剂（表4）：这类药物通过抑制过度激活的交感神经活性、抑制心肌收缩力、减慢心率发挥降压作用，适用于伴快速性心律失常、冠心病心绞痛、慢性心力衰竭、交感神经活性增高以及高动力状态的高血压患者。

表4　各种常用β受体阻滞剂降压药物

药品名称	剂量（毫克）	服药方法（次/天）
比索洛尔	2.5~10	1~2
酒石酸美托洛尔	12.5~100	1~2
美托洛尔缓释片	23.75~95	1~2

禁忌证：高度心脏传导阻滞、哮喘患者禁用。慢性阻塞性肺病、运动员、周围血管病或糖耐量异常者慎用。

⑤利尿剂（表5）：这类药物通过利钠排水、降低高血容量负荷发挥降压作用，适用于老年高血压、单独收缩期高血压或伴心力衰竭者，也是难治性高血压的基础药物之一。

表5　常用利尿剂降压药

药品名称	剂量（毫克）	服药方法（次/天）
噻嗪类利尿剂		
氢氯噻嗪	12.5~25	1
吲达帕胺	2.5~5.0	1
袢利尿剂		
呋塞米	20~40	1

禁忌证：噻嗪类利尿剂可引起低血钾，长期应用者应定期监测血钾，并适量补钾。痛风者禁用。高尿酸血症以及明显肾功能不全者慎用。

高血压是一种慢性病，绝大多数患者需要长期甚至终身服药。因为血压一旦持续升高后，除非发生心肌梗死、心力衰竭或中风等严重并发症，一般不会自动恢复。对大多数高血压患者而言，即使服药后血压降至正常，仍应使用有效的维持剂量，保持血压稳定，切不可擅自停药。只有少数早期、轻度高血压患者经正规治疗半年以后，才可在密切监测下暂时停药，一旦发现血压再次升高，应重新服药。

2. 高血压的日常保健

高血压在很大程度上是一种"生活方式病"。一种健康的生活方式对于预防和降低高血压来讲，尤其重要。不仅如此，良好的生活习惯还有助于降低心脏病和肾病风险。健康的饮食和运动能降低高血压患者的血压，也能使降压药发挥更好的效果。那么，高血压患者在日常生活中需要注意哪些方面呢？

(1) 保持正常体重

随着体重的增加，血压也会随着增加。事实表明，超重和肥胖是导致血压升高的重要原因之一，而以腹部脂肪堆积为典型特征的中心型肥胖还会进一步增加高血压等心血管与代谢性疾病的风险。有报道，超重时患上高血压的可能性会比正常体重者高出2~6倍。因此，保持轻微饥饿，饮食安排少量多餐，避免过饱，使体重保持在正常水平，可以让血压的控制变得更容易。

(2) 多做运动

多做运动对高血压患者也是非常重要的，因为它能够帮助消耗热量。高血压患者最适合做一些轻松有效的有氧运动，而不需要大量的体力消耗，像散步、慢跑、太极拳、游泳、骑车等，都是不错的运动选择。散步，可以说是高血压患者最好的运动形式，也是最容易实现的运动方式。

(3) 定期测量血压

初始接受高血压治疗的患者或更换降压药物时，每日应测量血压 4 次，一般在 7 时、10 时、16 时、20 时测量较好，但特殊情况测量的频度和时间也可调整。血压经调整后达标并且稳定的患者，一周测量 1~2 次即可。测量时间最好在自身 24 小时血压曲线的高峰时间。测量血压时，要求被测者取坐位，背靠座椅，裸露左上臂后包上袖带进行测量。袖带高度应与心脏处于同一水平，如果袖带位置过高，测得的血压值就会偏低；如果袖带位置过低，测得的血压值就会偏高。

(4) 低盐饮食

通常来说，如果高血压患者减低盐和钠的摄入量，其血压就会降下来。检查一下食物上标注的钠含量，尽量选用含钠较少的食物，像火腿、袋装罐装的咸菜等就尽量避免吧；选购新鲜或冷冻的蔬菜，或者是不添加盐的罐头蔬菜；食用新鲜家禽、鲜鱼以及鲜猪肉，尽量不要吃罐头或经过加工的食品；在煮食时，用香草、香料以及一些不含盐的调味料来代替盐；应选择含钠较少的方便食品，尽量少吃比萨饼、包装食物、罐头汤以及沙拉调味料，因为这些食物的含钠量都是很高的；对于罐头食物，如罐头金枪鱼，可以冲洗一下再食用，或是经煮过后以带走一些钠再食用。

(5) 低胆固醇、低脂饮食

高血压患者忌长期、大量吃含胆固醇、脂肪高的食物，如羊脑、猪脑、鱼肝油、鳝鱼、动物内脏、肥猪肉、蛋黄、香肠、全脂奶粉等。因为长期摄入高胆固醇、高脂肪食物，可引起血脂升高，血脂升高则导致动脉弹性减低，引起舒张压升高。

(6) 高钾低钠、适当补钙

新鲜蔬菜和水果含有丰富的维生素 C、果酸等营养物质，能使人体迅速吸收，促进新陈代谢，消除疲劳，更重要的是，新鲜蔬菜和水果还是含钾丰富的食物，钾能促进体内的钠盐排出，有利于降低血压。

高血压患者应常吃含钙食物，高血压与缺钙的关系比较密切，用钙治疗高血压有较好的效果。如果饮食中每日增加 1000 毫克钙，则高血压的发病率可以降低。

(7) 常吃食用菌

高血压患者宜常吃食用菌。食用菌包括平菇、蘑菇、香菇、草菇、黑木耳、白木耳等。这些食用菌有降脂、降胆固醇的作用，对防治高血压有一定疗效。

(8) 常喝矿泉水

矿泉水的保健作用历来为人们所重视，因其含多种无机盐和微量元素。冰化水是将矿泉水或凉开水放到冰箱里冻成冰，再拿出来融化就可以了，对高血压也有一定疗效。在凉开水里事先加入适量的鲜果汁放入冰箱冻成冰，再融化成冰化水，对缓解高血压效果更好。

(9) 戒烟限酒

流行病学研究表明，长期过量饮酒会增加高血压的发病率。高浓度的酒精会导致动脉硬化，加重高血压，甚至可能导致高血压。如果你有喝酒的习惯，那么，为了预防高血压，你应该限制好自己的酒量。虽然吸烟与高血压没有直接联系，但烟中的尼古丁会兴奋中枢神经和交感神经，使心率加快，同时也促使肾上腺释放大量儿茶酚胺，使小动脉收缩，导致血压升高；还对血管内皮细胞有损伤作用，增加血小板的聚集，加速动脉粥样硬化的形成，加重高血压的病情，它有对抗降压药的作用。

(10) 避免情绪激动

高血压患者忌看惊险、凶杀的电视或电影，以免情绪波动。情绪激动能使高级神经功能紊乱，导致血压升高；高血压患者宜制怒，中医有句话："怒则气上"，人在愤怒时舒张压明显上升，多次反复，正常人也会导致高血压；如原来就有高血压，则会使病情加重。因此高血压患者可通过改变自己的行为方式，培养对自然环境和社会的良好适应能力，避免情绪激动及过度紧张焦虑。

(11) 忌寒保暖

高血压患者忌受寒。受寒能使人体的交感神经兴奋性增高，心跳加快，血管收缩紧张，血压升高；高血压患者发生脑出血也与受寒密切相关。血压本来就很高的时候，千万不要用冷水洗脚，冷水可使脚部血管收缩，导致血压升高。

(12) 减轻精神压力

长期处于紧张、应激状态，自己又缺乏应变能力者，或心理性格异常，且经常处于抑郁、焦虑、不满、沮丧、憎恨、愤怒等不良情绪状态者，往往会不由自主地接受不健康的生活方式。长期如此，不仅容易发生高血压病，而且血压往往较难控制在正常范围内，因此要格外注意精神和情绪的调节。

高血压的禁忌

1. 高血压患者的生活禁忌
2. 高血压患者的饮食禁忌

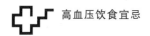

1. 高血压患者的生活禁忌

(1) 忌睡醒后马上起床

清晨醒来不要马上起床，先在床上仰卧一会儿，不要立刻离开被褥，在被褥中活动一下四肢和头颈部，使肢体肌肉和血管平滑肌恢复适当的张力，以免在起床时因体位变化而引起血压升高。

(2) 忌用过凉、过热水洗漱

起床后用 30~35℃的温水洗脸、漱口最合适。过热、过凉的水都会刺激皮肤感受器，引起周围血管的舒缩，进而影响血压。漱口后饮一杯温白开水，既可冲洗胃肠道，又可稀释血液，促进代谢，降低血压。

(3) 忌剧烈运动

高血压患者不宜做剧烈运动，如跑步、登山等，只宜做散步、太极拳等强度较小的运动。适当的运动可以提高血管壁的弹性，改善小血管的痉挛，让大小血管保持良好的收缩和舒张功能，有利于降低血压。运动时间最好选择在晚上，此时温度相对较低，清晨虽然也比较凉爽，但是这个时候我们体内的血液黏稠度比较高，是心脑血管病的高发时间，所以不适合进行过多的运动。

(4) 忌排便时用力过大

高血压患者在排便时若用力过大，可诱发脑出血。因此，有便秘习惯的患者，要多吃蔬菜、水果和纤维素多的食物，也可适当用些缓泻药，以缓解排便困难。

(5) 忌挤公交车

高血压患者外出，应避免乘坐拥挤的公共汽车，最好步行或骑自行车。情绪紧张、心理压力大时，都会使血压升高。

（6）忌长时间娱乐刺激

高血压患者睡前看电视不要超过2小时。不要看内容过于刺激的节目，否则会影响睡眠。下棋、打扑克、打麻将要限制时间，特别要控制情绪，不可过于认真、激动。因为刺激的娱乐会使血压升高。

（7）忌过长、过热洗浴

高血压患者每周最少洗澡一次，但要注意安全。沐浴前先让浴室充满热气，等浴室温度上升后再入浴。切忌洗澡时间过长，洗澡水过热。

（8）忌空调温度过低

夏季有人喜欢把空调温度开得很低，特别是从炎热的外面回到温度较低的室内，一热一冷，血管会从本来的舒张状态一下子变成收缩状态；在空调房间里待时间长了，一出门又是热浪滚滚，血管又会从收缩状态一下子变成扩张，血压这样不停地波动，很难控制高血压病情。

（9）忌不规律日常作息

正常情况下，一天中人的血压是波动变化的，早上和傍晚血压较高，中午稍低，夜间睡眠时最低。保持血压的这种昼夜规律，有助于心脑血管的保护。因此高血压患者切忌不规律的日常作息，应保证充足的睡眠，早睡早起，早睡以养阳，待日出后起床以养阴，中午可适当休息以补充睡眠不足。

（10）忌贪凉食

高血压患者忌贪凉食。因为大量进食很凉的食物，一方面会引起胃部血管的收缩，造成腹痛腹泻；另一方面全身的小血管也会反射性收缩，引起血压升高、冠状动脉痉挛，造成心肌缺血。

（11）忌缺水分

高血压患者夏季忌缺水。夏天出汗较多，血液易浓缩导致血栓形成。

所以，高血压患者要重视补充足够的水分，加大新鲜水果的摄入量。

2. 高血压患者的饮食禁忌

（1）忌高脂、高胆固醇食物

牛肉、猪肉、羊肉、五花肉，肥肉，香肠、腊肠、熏肉等，这类食物脂肪含量高；猪肝、猪肾等动物内脏，这类食物胆固醇含量高；蛋黄、鱼子、虾、蟹黄、墨鱼、牛髓等，这类食物是高脂肪、高胆固醇食物。这些食物容易造成血液中血脂、血胆固醇含量升高，高血压患者切忌多食。高血压患者尤其应限制或禁用动物蛋白（如动物肝脏、蛋类）的摄入，因蛋白质代谢产生的有害物质，可引起血压波动。平常饮食可选用优质蛋白，如鱼肉、牛奶等。

（2）忌高热量食物

建议吃复合糖类，如淀粉、玉米；忌吃或少吃葡萄糖、果糖及蔗糖，这类糖属于单糖，易引起血脂升高。

（3）忌胀气食物

高血压患者应忌食番薯、干豆类容易导致胀气的食品，另外味道浓重的饼干，由于糖盐含量过高，也应少吃。

（4）忌食盐过量

高血压患者切忌食盐过量，每日食盐量应控制在 6 克以下，这个量指的是烹调用盐及其他食物中所含钠折合成食盐的总量。腌制品、熏制品、咸蟹、咸鱼、黄泥螺、咸菜、腌黄瓜等盐制食品，不宜多食久食。钠盐过高可引起水、钠在体内潴留，使血容量增多，心脏负担加重，血压升高。

（5）忌饮酒过量

饮酒可使心率增快，血管收缩，血压升高，还可促使钙盐、胆固醇等沉积于血管壁，加速动脉硬化。大量、长期饮酒，甚至酗酒、饮烈性酒，更易诱发动脉硬化，加重高血压。因此高血压患者应戒酒，就算要喝也最好是选择红酒。

（6）忌烟

高血压患者必须戒烟。烟中尼古丁能刺激心脏和肾上腺释放大量的儿茶酚胺，使心跳加快，血管收缩，血压升高。有吸烟习惯的高血压患者，由于对降压药的敏感性降低，不易获得满意治疗效果。

（7）忌饮浓茶

高血压患者忌饮浓茶，尤其是忌饮浓烈红茶。因为红茶中所含的茶碱最高，可以引起大脑兴奋、不安、失眠、心悸等不适，从而使血压上升。而饮清淡绿茶则有利于高血压的治疗。

（8）忌食辛辣食物

辛辣食物可使大便干燥难排，易导致大便秘结。患者排便时，会使腹压升高，血压骤升，诱发脑出血，所以高血压患者禁用辣椒、咖喱粉、花椒等辛辣食物。

（9）忌食温热性食物

忌食温热性的食物。中医认为狗肉、雀肉、雀蛋等温肾助阳，食之可加重阴虚阳亢型高血压患者的病情，甚至引动痰火，助阳生火，导致火盛血溢，引发脑出血等重病。

（10）忌过饱

早餐不可过饱，一杯牛奶或豆浆，两个鸡蛋或两片面包，外加清淡的小菜即可。午饭要丰盛些，有荤有素，但不宜过油腻，也不可过饱。晚餐更应吃易消化的食物，八分饱为宜。

高血压患者的饮食

1. 高血压患者总的饮食原则
2. 高血压患者的适宜食物

1. 高血压患者总的饮食原则

在高血压患者的饮食调理上，应适量控制能量及食盐量，降低脂肪和胆固醇的摄入水平，采用低脂肪、低胆固醇、低钠、高维生素、适量蛋白质和能量饮食。总的原则是"三多一少"，三多是指多钾、多钙、多镁，一少是指少钠，钾有助将体内的钠质排出，镁可防止血管收缩，缺钙则导致血压上升，3 种营养素都有助控制血压。高血压患者的饮食以清淡为主，做到宁素勿荤，宁淡勿浓，宁饥勿饱。高血压患者应该注意的饮食宜忌如下几方面。

（1）控制能量摄入

食物中如果糖分含量过高就会使人体血管内的黏稠度增加，从而影响血压的不断上升。所以高血压患者在平时要注意饮食限糖，尽量不吃或少吃含糖量高的食物。提倡吃复合糖类，如淀粉、玉米；少吃单糖，如葡萄糖、果糖、蔗糖，这类糖易引起血脂升高。建议主食要粗细搭配，不要仅限于吃米面，也要经常吃玉米、豆类、小米等。最好不吃或少吃油饼、油条、炸糕、奶油蛋糕、巧克力、奶类雪糕等高能量、高热量的食物。

（2）限制脂肪摄入

高血压患者发病的一个重要因素就是肥胖，饮食中过度摄入脂肪是发胖的决定性因素。我们知道，多吃油腻的食物容易使身体发胖，这对控制血压是非常不利的。因此在生活中，高血压患者要限制肥肉、动物油脂、奶油糕点等高脂肪和蛋类制品、动物内脏、鱼子及鸡鸭皮等高胆固醇食物的摄入。专家建议，每天喝新鲜牛奶或酸奶不要超过 250 克。每天肉类控制在 75 克以内，主要是瘦肉，如鸡、鸭等禽类肉食。烹调时，选用植物油。

（3）适量蛋白质摄入

高血压患者每日蛋白质的摄入量为每千克体重 1 克为宜。最好每周吃 2~3 次鱼类蛋白质。鱼类是一种高蛋白、低脂肪的食物，很适合高血压患者食用。另外，甲鱼、海水鱼的鱼油中含有各种不饱和脂肪酸，这种不饱和脂肪酸有降低血脂、血胆固醇的作用，可改善血管弹性和通透性，防止血管破裂，对高血压并发症有一定的预防作用。如高血压合并肾功能不全时，应限制蛋白质的摄入。

（4）食盐定量摄入

适当地减少钠盐的摄入有助于降低血压。首先，平时血压高的人需要尽量远离过咸的食物。在临床研究中发现，盐量摄入过多是导致高血压的重要因素。高血压患者每天吃食盐量应严格控制在2~5克，尽量减少酱油的食用量，酱油3~5毫升相当于1克盐。高血压患者不应常吃腌制食品、咸菜、酱菜、咸肉、咸蛋、腐乳、蛤贝类、虾米、皮蛋等食物，对圆白菜、冬瓜、空心菜等含钠较高的蔬菜，应尽量少吃或不吃。

（5）矿物质元素摄入

钾不仅直接有益于血压的控制，还能避免某些降压药的副作用。豆类、冬菇、黑枣、杏仁、核桃、花生、土豆、竹笋、瘦肉、鱼、禽肉类，蔬菜如苋菜、油菜及大葱等，水果如香蕉、枣、桃、橘子等都是富含钾的食物。增加含钾食物的摄入，能扩张血管，有利于血管变得柔软，降低交感神经的活性，使血压降低，运转正常。

体内缺钙容易导致高血压，钙不仅能维持骨头强健有力，软组织同样需要它，适当的钙营养能保持血压稳定。富含钙的食品首推奶制品，黄豆、葵花子、核桃、花生、鱼虾、红枣、鲜雪里蕻、蒜苗、海带、紫菜、排骨等也都是富钙食品。

镁与高血压有明确的相关性，镁缺乏还会出现在长期应用利尿剂的高血压患者，重视镁的补充有助于血压的控制。含镁高的食物有豆制品、牛奶、酸奶、贝类、鱼、坚果、花生酱及绿叶蔬菜等。

深绿色蔬菜、果仁、豆类和水果中，都能找到这3种营养元素。

（6）新鲜蔬菜和水果

新鲜蔬菜、水果都含有丰富的维生素和微量元素。如苹果、香蕉都含有充足的钾，可与体内过剩的钠结合并排出体外，从而降低血压；猕猴桃含有丰富的精氨酸，能有效地改善血液循环，防止血栓的形成，对降低高血压的发病率有特别功效；山楂具有扩张血管、降低血脂和胆固醇，降低血压的作用；火龙果含有丰富的花青素，能够增强血管弹性，保护动脉血管内壁，降低血压。每天吃新鲜蔬菜不少于400克，水果100~200克。

（7）适当海产品摄入

不少海产品有降低血压的作用。如海带这种食用藻类，含有丰富的矿物质和维生素，特别是含有碘。碘在肠道内可以阻止胆固醇的吸收，有防止动脉硬化的作用。目前已经在海带中提取出一种"海带淀粉"的物质，具有降低血压的作用。海蜇也有扩张血管和降低血压的作用。

（8）忌饮酒过量

白酒中的酒精成分在肝脏内影响内源性胆固醇的合成，使血浆胆固醇及甘油三酯的浓度升高，造成动脉硬化；同时还可以引起心肌脂肪的沉积，使心脏扩大，引起高血压和冠心病。因此，患有高血压者，切勿多饮烈酒，大量饮酒特别是高浓度的烈酒，更容易使血管膨胀，血压急骤升高，而且极易诱发中风。

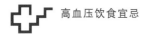
2. 高血压患者的适宜食物

芹菜——软化血管，降低毛细血管通透性

【每餐用量】每餐宜吃 100~150 克。

【营养成分】芹菜富含蛋白质、胡萝卜素和多种维生素、氨基酸以及钙、磷等矿物质。芹菜梗和叶含水分高、热量低，是钾元素的优质来源，芹菜叶含钙、铁、钾，维生素 A 和维生素 C 的含量较芹菜梗要丰富得多。

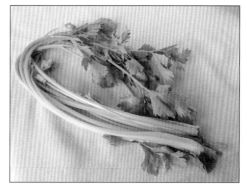

芹菜

【食用功效】芹菜含铁量较高，是缺铁性贫血患者的佳蔬。芹菜中含有丰富的钾，是治疗高血压及其并发症的首选之品，对于血管硬化、神经衰弱患者亦有辅助治疗作用。芹菜的叶、茎含有挥发性物质，别具芳香，能增强人的食欲。芹菜汁还有降血糖作用。经常吃些芹菜，可以中和尿酸及体内的酸性物质，对防治痛风有较好的效果。

茄子——减少血管阻力

【每餐用量】每餐宜吃 200 克。

【营养成分】茄子含胡萝卜素、B 族维生素、维生素 C、维生素 P、膳食纤维、钙、钾、铁等营养素。

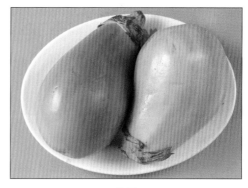

茄子

【食用功效】茄子是蔬菜中的精品，具有很高的营养价值，茄子皮含丰富的维生素 P，能增强毛细血管的弹性，减低毛细血管的脆性及渗透性，使血小板保持正常功能，对高血压、动脉硬化及坏血病，均具有一定的预防作用。而茄子纤维中的皂草苷，具有降低胆固醇的功效。所以，茄子对于高血压、动脉硬化的患者来说是食疗佳品。

洋葱——减少外周血管阻力

【每餐用量】每餐宜吃 50 克。

【营养成分】洋葱含有蛋白质、膳食纤维、硒、前列腺素 A、钙、磷、维生素 B_1、维生素 B_2、维生素 C、胡萝卜素等多种营养成分。

【食用功效】洋葱含有前列腺素，还含有能激活血溶纤维蛋白活性的成分。这些物质均为较强的血管舒张剂，能减少外周血管和心脏冠状动脉

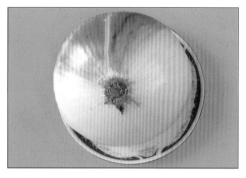

洋葱

的阻力，对抗人体内儿茶酚胺等升压物质的作用，又能促进钠盐的排泄，从而使血压下降。可以说，洋葱是高血脂、高血压等心血管患者的佳蔬良药。所以洋葱可以作为降血压的蔬菜，减轻高血压患者的症状。洋葱含有槲皮素，能促进胰岛素分泌，帮助细胞更好地利用葡萄糖，降低血糖；洋葱所含的微量元素硒能清除体内的自由基，增强细胞的活力和代谢能力，具有防癌、抗衰老的功效。

胡萝卜——促进肾上腺素合成，调节血压

【每餐用量】每餐宜吃 70 克。

【营养成分】胡萝卜含胡萝卜素、B 族维生素、维生素 C、叶酸、膳食纤维、钙、磷、钾、铁等营养成分。

【食用功效】新鲜的胡萝卜汁有降压，强心与抗过敏的功效。高血压患者饮胡萝卜汁，不仅能够降低血压，并且还能够让身体内的钾盐通过

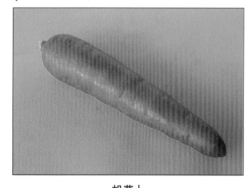

胡萝卜

尿而排到体外，使病况降低。这是因胡萝卜中包含一种"琥珀酸钾盐"的物质，是降低血压的有效成分。另外，胡萝卜亦包含槲皮素，能增加冠状动脉的血流量，降低血脂和胆固醇。而常吃胡萝卜也会有降低血糖的好处。胡萝卜富含胡萝卜素，进入人体后合成维生素 A，具有促进机体正常生长与繁殖、防止呼吸道感染与保持视力正常等功能；常吃胡萝卜还可促进皮肤的新陈代谢，增进血液循环，从而使皮肤细嫩光滑，肤色红润。

番茄——软化血管，降低血压

【每餐用量】每餐宜吃 100~150 克。

【营养成分】番茄含苹果酸、柠檬酸、胡萝卜素、维生素 B_1、维生素 B_2、维生素 C、维生素 P、烟酸等营养素。

【食用功效】番茄因有抗坏血酸酶和有机酸的保护，不论鲜贮、烹饪，还是酸、碱、高温，它所含的维生素 C、维生素 P 都不易被破坏，也

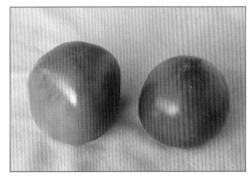

番茄

不会损失太多，故其吸收利用率高，可起到软化血管、降低血压的作用。而番茄有如此多的保健作用与它富含一种元素有直接的关系，这就是番茄红素。番茄红素是自然界中最强的抗氧化剂，它对于人体有多种食用功效，其中最重要的一点就是对于高血压、高血脂、高胆固醇的防治作用。番茄红素可以软化血管，降低高血压、高血脂等患病概率。

韭菜——降血压，降血脂，通便

【每餐用量】每餐宜吃 100~150 克。

【营养成分】韭菜的营养价值很高。每 500 克鲜韭菜中，含有蛋白质 12 克、脂肪 2.5 克、糖 19 克、钙 280 毫克、磷 225 毫克、铁 6.5 毫克、胡萝卜素 17.5 毫克、维生素 C95 毫克。此外，韭菜还含有挥发性精油和硫化物等特殊成分，这是韭菜辛香味的出来，有促进食欲及杀菌的功效。

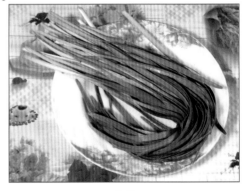

韭菜

【食用功效】韭菜富含较多的纤维素，能增强肠胃蠕动，对预防肠癌有极好的效果。此外，韭菜所含的挥发性精油和硫化物，具有降低血压和血脂的作用，所以韭菜可以作为降血压的蔬菜，减轻高血压患者的症状。

白萝卜——软化血管作用

【每餐用量】每餐宜吃 50~100 克。

【营养成分】白萝卜含有膳食纤维、芥子油、淀粉酶、维生素 B_2、维生素 C、锌、钙、铁、磷、镁等营养素。

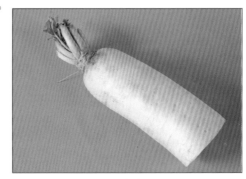

白萝卜

【食用功效】萝卜有稳定高血压、软化血管、降低血脂的作用，可用新鲜白萝卜，洗净后榨取萝卜汁，每次约 50 毫克，每日 2 次，连饮 1 周，适宜高血压头晕患者。白萝卜含芥子油、淀粉酶和膳食纤维，具有促进消化、增强食欲、加快胃肠蠕动的作用；白萝卜含有木质素，能提高巨噬细胞的活力，吞噬癌细胞，具有防癌作用。

茭白——对抗高钠所引起的血压升高

【每餐用量】每餐宜吃 1 根（约 50 克）。

【营养成分】茭白含胡萝卜素、维生素 B_1、维生素 B_2、维生素 E、维生素 P、膳食纤维、钙、钾、铁等营养素及较多的氨基酸。

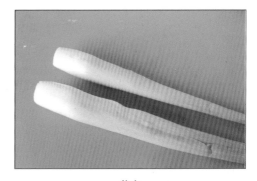

茭白

【食用功效】中医认为，茭白具有清热解毒功能，可治疗阴虚、高血压、心脏病等。茭白所含膳食纤维能促进肠道蠕动，预防便秘及肠道疾病；茭白所含豆醇能清除体内的活性氧，抑制酪氨酸酶活性，从而可阻止黑色素生成，还能软化皮肤表面的角质层，使皮肤润滑细腻。

茼蒿——补脑降压

【每餐用量】每餐宜吃 150 克。

【营养成分】茼蒿中含有多种氨基酸、脂肪、蛋白质、粗纤维及较高量的钠、钾等矿物盐。

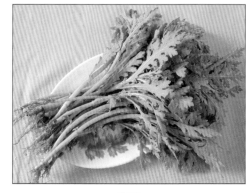

茼蒿

【食用功效】茼蒿中含有丰富的维生素、胡萝卜素及多种氨基酸，可以养心安神、降压补脑、清血化痰、润肺补肝，稳定情绪，防止记忆力减退。茼蒿中含有特殊香味的挥发油，有助于宽中理气、消食开胃，增加食欲，并且其所含粗纤维有助肠道蠕动，促进排便，达到通腑利肠的目的。

大葱——防止高血压头晕

【每餐用量】每餐宜吃 10~30 克。

【营养成分】大葱含有胡萝卜素、维生素 B_1、维生素 B_2、维生素 C、膳食纤维、钾、钙、镁、硒、大蒜辣素等营养成分。

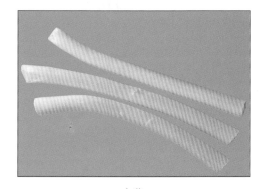

大葱

【食用功效】葱含有的前列腺素A，是类似激素的物质，有一定的降压作用。葱中所含有的钾和钙，有利于降压，对心血管病有一定的疗效。大葱含有挥发油和大蒜辣素，可以刺激消化液的分泌，增进食欲。大葱中所含辣素，具有明显的抵御细菌、病毒的作用，尤其对痢疾杆菌和皮肤真菌抑制作用更强。

大蒜——调整血压正常化

【每餐用量】每餐宜吃生蒜两三瓣，熟蒜三四瓣。

【营养成分】大蒜含有膳食纤维、胡萝卜素、挥发油、大蒜辣素及钙、磷、铁、硒等营养成分。

【食用功效】大蒜可防止心脑血管中的脂肪沉积，诱导组织内部脂肪代谢，显著增加纤维蛋白溶解活性，

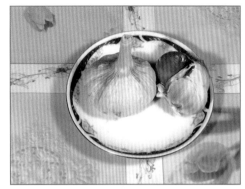

大蒜

降低胆固醇，抑制血小板的聚集，降低血浆浓度，增加微动脉的扩张度、促使血管舒张，调节血压，增加血管的通透性，从而抑制血栓的形成和预防动脉硬化。每天吃 2~3 瓣大蒜，是降压最好、最简易的办法，大蒜可帮助保持体内一种酶的适当数量而避免出现高血压。

苦瓜——明目降压

【每餐用量】每餐宜吃 1 根。

【营养成分】苦瓜含胡萝卜素、烟酸、抗坏血酸、粗纤维、维生素 C 等人体所需的多种营养物质。

【食用功效】苦瓜性味苦寒，营养丰富。在矿物质方面，苦瓜含有钾，可以降低血糖、血脂，防止或逆转动脉粥样硬化，来减免高血压的危害，其含有的胡萝卜素可防癌、明目。因而有清热解毒、清心消暑、明目降压之功效。

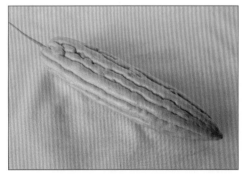

苦瓜

荸荠——化痰降压

【每餐用量】每餐宜吃 50~100 克。

【营养成分】荸荠中含有淀粉、粗蛋白、脂肪、钙、磷、铁、维生素。

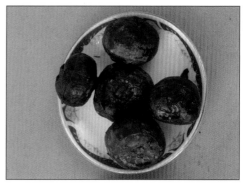
荸荠

【食用功效】荸荠是一种食药作用兼具的好食品。其含有一种不耐热的抗病成分——荸荠英，这种成分对于抗癌、降血压都有作用。荸荠可当水果吃，是治疗高血压的佳果。荸荠和海蜇皮搭配，对高血压患者很有益处。高血压患者食之可具有降压的作用。

菠菜——限制钠内流

【每餐用量】每餐宜吃 80 克。

【营养成分】菠菜中含有大量的胡萝卜素，也是维生素 B_6、叶酸、铁质和钾的极佳来源。它含有的维生素 B_2、维生素 C、钙和镁都超过每日建议摄取量的 10%。

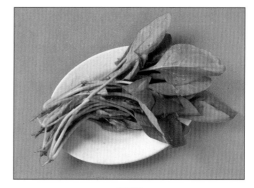
菠菜

【食用功效】菠菜中含有的大量胡萝卜素、钾质和维生素 C 等物质，可以减缓自由基对血管的伤害。在增加人体血管弹性和促进血液循环的同时，有效预防心脏病。菠菜中的营养可帮助维持细胞内的电解质平衡，并使心脏功能及血压正常。高血压患者最忌便秘，菠菜既可通利血脉（降压），又润肠通便。

柿子——防止血管硬化

【每天用量】每天 1 个（中等大小，约 100 克）。

【营养成分】柿子富含水分、碳水化合物、膳食纤维、维生素 C、维生素 P、甘露醇及钾、钙、磷、镁、碘等营养物质。

【食用功效】柿子所含单宁成分及柿子中提取出的黄酮苷能降低血压，并能增加冠状动脉的血流量，从

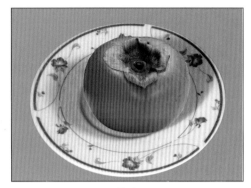

柿子

而有利于心肌功能的正常活动，因此柿子为降压良药。柿子可帮助身体排泄酒精，减少酒精对身体的伤害；柿子有助于胃肠消化，增进食欲，同时有涩肠止血的功效，还具有润肺生津的作用。

苹果——软化血管壁，降低血压

【每天用量】每天宜吃 1~2 个。

【营养成分】苹果富含糖类、果胶、蛋白质，尚有苹果酸、奎宁酸、柠檬酸、酒石酸等多种有机酸与胡萝卜素、B 族维生素、维生素 C 等，以及钾、锌、铁、磷、钙等多种矿物质元素。

【食用功效】由于苹果富含钾，可将人体血液中的钠盐置换出来，排

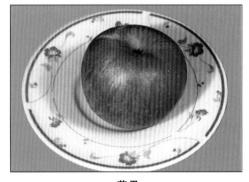

苹果

出体外，从而调节钾盐平衡，有降低血压和保护心血管的作用。因此苹果是高血压、心脏病和肾炎水肿患者的"健康之友"。苹果含有的酸味成分能促进消化，膳食纤维可促进肠胃蠕动，协助人体排出体内的废物；苹果特有的果香味可缓解不良情绪，具有提神醒脑的功效；苹果还能防癌、预防铅中毒。

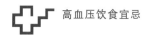
西瓜——预防前期高血压

【每天用量】每天 150~200 克为宜。

【营养成分】西瓜含有果糖、葡萄糖、B 族维生素、维生素 C、膳食纤维、磷、钾、镁等。

【食用功效】西瓜含瓜氨酸，在吃西瓜的过程中，瓜氨酸通过特定酶转变成精氨酸。精氨酸是一种对心脏和循环系统有奇效的氨基酸，能确保

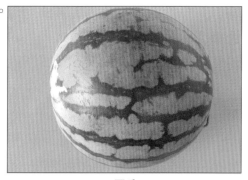

西瓜

免疫系统运行良好。精氨酸增加了血液中一氧化氮的数量，这种物质能缓解血管压力。因此精氨酸有良好的利尿功能，对高血压、肝硬化、肝腹水患者有较好的辅助治疗作用。西瓜富含的水分具有清热解暑、除烦止渴的作用。

香蕉——抵制钠离子升压

【每天用量】每天吃 1~2 根为宜。

【营养成分】香蕉含有膳食纤维、糖类、维生素 B_6、维生素 C、钾、镁等。

【食用功效】香蕉富含降低血压、保护动脉内壁的钾元素，并含有大量血管紧张素转化酶抑制剂等化合物，有控制血压的作用。高血压患者体内往往钠多钾少，而香蕉富含钾离子，

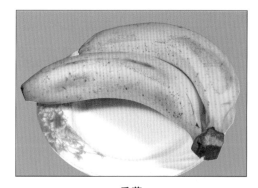

香蕉

钾离子有抑制钠离子压缩血管和损坏心血管的作用。香蕉中含有丰富的色氨酸，能给人带来愉快感，心情不好的时候可吃根香蕉来缓解；香蕉能缓和胃酸的刺激，增强胃壁的抗酸能力，能保护胃黏膜并改善胃溃疡；还能润肠通便，防治习惯性便秘。

橘子——富含多种降压营养素

【每天用量】每天宜吃 1~2 个。

【营养成分】橘子含有糖类、B 族维生素、维生素 C、胡萝卜素、苹果酸、柠檬酸、钙、磷、钾、镁等。

【食用功效】橘子中含有丰富的维生素 C 和烟酸等，它们有降低人体中血脂和胆固醇的作用，所以，冠心病、血脂高的人多吃橘子很有好处。如果饮食中钾和钙的含量增加，血压就会自然降低，橘子汁里恰恰含有丰富的钙、钾和维生素 C。橘子含有的酸味成分能促进胃液分泌、增进食欲，还能抑制乳酸的形成，改善疲劳；含有膳食纤维能预防便秘和大肠癌。

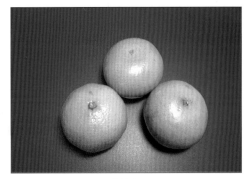

橘子

山楂——扩张血管降血压

【每天用量】每天吃 40 克为宜。

【营养成分】山楂含有膳食纤维、胡萝卜素、维生素 B_2、烟酸、维生素 C、钙、磷、铁及山楂酸、柠檬酸、黄酮类化合物等。

【食用功效】山楂能防治心血管疾病，具有扩张血管、增加冠脉血流量、改善心脏活力、兴奋中枢神经系统、降低血压和胆固醇，山楂酸还有强心作用，对老年性心脏病也有益处。山楂还具有开胃消食、缓解腹泻、提高免疫力和抗癌的功效。

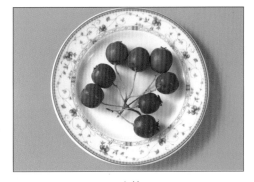

山楂

猕猴桃——有效调节血压

【每餐用量】每餐宜吃1个。

【营养成分】猕猴桃富含糖类、有机酸、B族维生素、维生素C、钾等营养素。

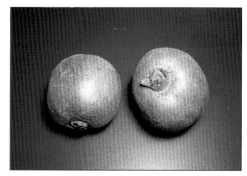
猕猴桃

【食用功效】低钠饮食对高血压患者非常重要，而猕猴桃中钾的含量非常高，大量的钾能促进钠的排出，从而软化血管，有利于预防和降低高血压。猕猴桃内还富含精氨酸，能有效地改善血液流动，阻止血栓的形成，有助降低冠心病、高血压、心肌梗死、动脉硬化等心血管疾病的发病率。猕猴桃还有清热利水、散瘀活血、抗炎消肿、增强免疫力、稳定情绪、解毒护肝、防癌抗癌、降低胆固醇等作用。

柚子——高钾排钠

【每天用量】每天50克为宜。

【营养成分】柚子富含维生素C、叶酸、果胶、钾、铬等营养成分。

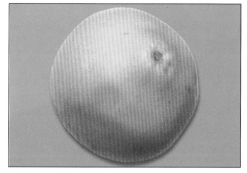
柚子

【食用功效】柚子高钾，大量的钾能促进钠的排出，从而软化血管，有利于预防和降低高血压。专家建议，在服用降压药期间，不要吃柚子或饮用柚子汁，否则可产生血压骤降等严重的毒副反应。柚子有增强体质的功效，能帮助人体更好地吸收钙和铁；柚子所含的叶酸，对怀孕中的女性有预防贫血和促进胎儿发育的功效；柚子含有类似于胰岛素作用的成分铬，能降低血糖。

红枣——软化血管降压

【每天用量】每天 5~10 枚。

【营养成分】红枣的维生素含量较高，含铁、钾、镁、钙、磷等矿物质，还含有果糖、葡萄糖等糖类、7种黄酮类化合物。

【食用功效】枣所含的维生素 P，是一种使血管软化，从而使血压降低的物质，对高血压有防治功效。"仨核桃俩枣"是一句老俗话，是形容事情微不足道。但它们稳定血压、保卫心脏却功不可没。红枣可增强人体免疫力，提高机体抗癌能力；有抗氧化、抗衰老的作用；可改善更年期潮热出汗、情绪不稳；对病后体虚的人有良好的滋补作用；还有抗过敏、宁心安神、益智健脑、增强食欲、保护肝脏、预防胆结石的功效。

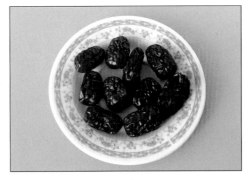

红枣

菠萝——消肿降压

【每餐用量】每次食用不超过 200 克。

【营养成分】菠萝果实富含水分、糖、蛋白质、矿物质、纤维素、钙、磷、铁、酸类物质、维生素 A、B 族维生素及维生素 C。

【食用功效】菠萝中所含糖、盐类和酶有利尿作用，多食对肾炎、高血压患者有益。从菠萝汁中提取的蛋白水解酶，临床上用于抗水肿和抗炎、抗风湿，常食菠萝能加强体内纤维水解作用，对高血压性水肿、血栓症有良好作用。

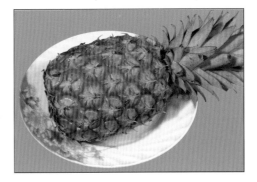

菠萝

玉米——保持血管弹性

【每餐用量】鲜玉米每餐宜吃 1 棒；玉米面、玉米糁每餐宜吃 50~100 克。

【营养成分】玉米含有谷胱甘肽、B 族维生素、维生素 E、烟酸、钙、镁、硒和油酸、亚油酸、棕榈酸等营养素。玉米须含大量硝酸钾、维生素 K、谷固醇、豆固醇和一种挥发性生物碱。有利尿、降压、降血糖、止血、利胆等作用。

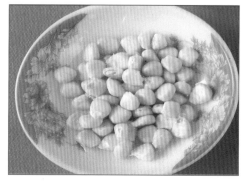

玉米

【食用功效】玉米中含有丰富的不饱和脂肪酸，特别是亚油酸含量高达 60% 以上，它和玉米胚芽中维生素 E 协同作用，能有效降低血液胆固醇浓度，并防止其沉积于血管壁。常吃玉米对糖尿病、冠心病、动脉粥样硬化、高脂血症及高血压疾病都有一定的预防和治疗作用。玉米含有的黄体素、玉米黄质可以对抗眼睛老化；玉米胚尖所含的营养物质可以增强人体新陈代谢，调整神经系统功能。

荞麦——抑制血压升高

【每餐用量】每餐宜吃 60 克。

【营养成分】荞麦富含膳食纤维、碳水化合物、维生素 B_1、维生素 B_2、钙、磷、铁、钾等营养成分。

【食用功效】荞麦的脂肪中含有多种脂肪酸，不饱和脂肪酸约占 90%。不饱和脂肪酸能促进人体对胆固醇和胆酸的排泄，使胆固醇下降，

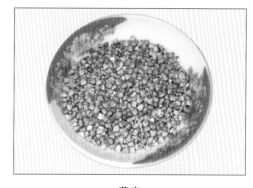

荞麦

并有明显的降血脂作用；荞麦富含其他谷物基本不具有的维生素 P 能降低微血管脆性和渗透性，对脑血管硬化、心血管病具有较好的预防和治疗作用。荞麦具有独特的淀粉特性和丰富的无机矿物质含量，其中镁、镉、硒、锌、铁、钾、钙和铜的含量均不同程度高于一般谷物。特别是镁的含量是小麦和水稻的 3~4 倍。医学研究证明，镁对预防动脉硬化、防治高血压具有重要的生理意义。

小米——帮助高血压患者调养身体

【每餐用量】每餐宜吃 60 克。

【营养成分】小米富含膳食纤维、碳水化合物、维生素 B_1、维生素 B_2、烟酸、钙、磷、铁、硒、锌、镁等。

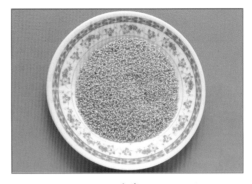

小米

【食用功效】小米所含有的 B 族维生素、烟酸、膳食纤维及钙等多种营养成分，能起到抑制血管收缩、降低血压的作用。此外，小米对脾胃虚弱、消化不良、小便不利的高血压患者可起到调养身体的作用。小米还能清热解渴、健胃除湿、和胃安眠、缓解呕吐，有效预防血管硬化，还有利于恢复体力，调养产妇的虚寒体质。

燕麦——降低体内钠含量，辅助降血压

【每餐用量】每餐宜吃 40 克。

【营养成分】燕麦含有人体所需的 8 种氨基酸与维生素 B_1、维生素 B_2、维生素 E、叶酸及钙、磷、铁、锌等多种矿物质。

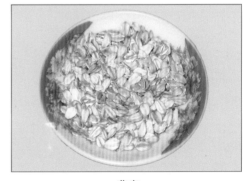

燕麦

【食用功效】燕麦所含亚麻油酸是人体最重要的必需脂肪酸，它能维持人体正常的新陈代谢活动，同时又是合成前列腺素的必要成分，对维护人体的性功能亦有重要作用。燕麦所含不饱和脂肪酸与脂肪酸及可溶性纤维和皂苷素等，可以降低血液中胆固醇与甘油三酯的含量，有预防脑血管病的功效。燕麦可以促进血液循环，缓解生活工作带来的压力，对脂肪肝、糖尿病、水肿、便秘等有辅助疗效，对老年人增强体力、延年益寿也大有裨益。

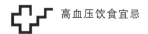

薏苡仁——适合脾胃虚弱的高血压患者食用

【每餐用量】每餐宜吃 40 克。

【营养成分】薏苡仁除了富含碳水化合物，还含有多种维生素和矿物质，其中 B 族维生素及维生素 E 的含量较为丰富。薏苡仁中还含有油酸、亚油酸以及酸性多糖、薏苡多糖和挥发油。

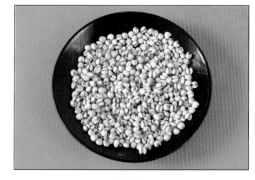

薏苡仁

【食用功效】薏苡仁能够扩张血管，有助降低血压；薏苡仁还有增强免疫力和抗感染作用，薏苡仁油对细胞免疫、体液免疫有促进作用，因此也将其用于肿瘤的辅助治疗。常吃薏苡仁可使皮肤光泽细腻，有助于消除粉刺、色斑，改善皮肤，还能使身体轻盈，增强免疫力，减少肿瘤的发病机会。薏苡仁还能辅助调养水肿、脾虚泄泻等病症。

红薯——保持血管弹性

【每餐用量】每餐宜吃 40 克。

【营养成分】红薯中含有丰富的淀粉、膳食纤维、胡萝卜素、维生素 A、B 族维生素、维生素 C、维生素 E 以及钾、铁、铜、硒、钙等 10 余种矿物质元素和亚油酸等。

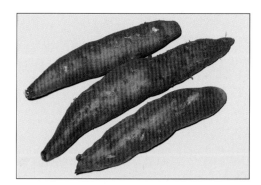

红薯

【食用功效】红薯中的黏蛋白是一种多糖和蛋白质混合物，属胶原和黏多糖类物质，可减轻疲劳，提高人体免疫力，促进胆固醇的排泄，维护动脉血管弹性，防止动脉硬化，从而降低高血压等心血管疾病的发生。吃鲜红薯还可降低血浆血脂浓度，对防止高脂血症和动脉硬化有益。

高粱——有益高血压患者的食物

【每餐用量】每餐宜吃 40 克。

【营养成分】高粱的主要成分是淀粉，占重量的 61%~63%，纤维素和半纤维素占 6%~7%，蛋白质占 9.4%~10.5%。此外，高粱还含有无机盐、脂肪等微量物质。高粱中的淀粉、蛋白质、铁的含量略高于玉米，而脂肪、维生素 A 的含量又低于玉米。高粱释放的热量很高，仅次于玉米，高于其他禾本科作物。

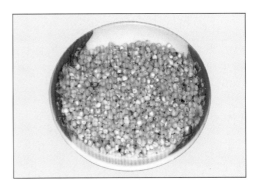

高粱

【食用功效】经常食用高粱米面，对人体健康有益，特别是患有高血压、高血脂、糖尿病等的人常食用高粱米面能起到一定辅助医疗的作用。高粱味甘性温，有健脾益胃的作用。

海参——保护和软化血管

【每餐用量】每餐宜吃 50~60 克（水发）。

【营养成分】海参含有蛋白质、钙、钾、锌、铁、硒、锰等活性物质，海参体内其他活性成分有海参素及由氨基己糖、己糖醛酸和岩藻糖等组成的刺参酸性黏多糖，另含 18 种氨基酸，不含胆固醇。

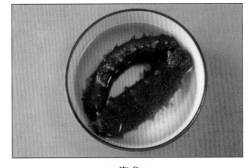

海参

【食用功效】刺参酸性黏多糖其成分为氨基半乳糖、葡萄糖醛酸、岩藻糖和硫酸基，分子量为 4 万~5 万，其中有效分子量为 1 万左右，是世界药物科学家目前研究开发的新一代防止动脉粥样硬化、修复陈旧性心肌梗死最有效的物质，具有抗凝、降低血脂、降低血黏度及血浆黏度的作用，能抗氧化、抗衰老，提高人体免疫力。对陈旧性心肌梗死和脑血栓恢复期有所改善，具有清血，预防高血压、心脑血管疾病的作用。

海蜇——舒张血管降低血压

【每餐用量】每餐宜吃 40~50 克（水发）。

【营养成分】海蜇含有丰富的蛋白质和钙、磷、铁、锌等矿物质以及维生素 B_1、维生素 B_2、烟酸、胆碱等营养成分。海蜇含碘较多，每 100 克干海蜇含碘达 132 微克。

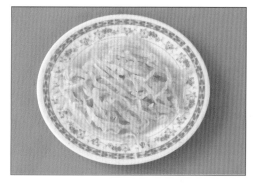

海蜇

【食用功效】海蜇头原液有类似乙酰胆碱作用，能减弱心肌收缩力，降低血压，扩张血管。用海蜇治疗 200 例高血压患者，结果证明对各期高血压均有效果。特别对早期高血压疗效最好，长期服用无副作用。海蜇具有润肠消积的功能，特别是从事理发、纺织、粮食加工等与灰尘接触较多的工作人员，常吃海蜇，可以去尘积、清肠胃；海蜇还有阻止伤口扩散和促进上皮形成的作用。

牡蛎——减少有害元素镉所致高血压

【每餐用量】每餐宜吃 15~30 克。

【营养成分】牡蛎含有蛋白质、牛磺酸、维生素 A、维生素 B_2、维生素 B_{12}、锌、碘、钾、磷、钙、镁等营养成分。

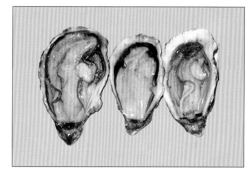

牡蛎

【食用功效】牡蛎肉富含微量元素锌，牡蛎壳的含锌量也相当高，食用牡蛎能增加机体的含锌量，改变机体的锌/镉比值，降低并减少有害微量元素镉对人体的危害，可以有效地控制和阻断镉所致的高血压，有利于改善和防治高血压，防止高血压脑病（如脑出血、脑血栓）的发生，或缓解其临床症状。牡蛎中的肝糖原被人体吸收后能迅速转化为能量，改善疲劳症状。

甲鱼——保护和软化血管

【每餐用量】每餐宜吃 30 克。

【营养成分】甲鱼含有蛋白质、
维生素 A、维生素 B_2、烟酸、维生
素 D、钙、磷、铁、碘等。

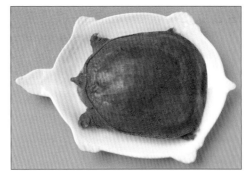

甲鱼

【食用功效】甲鱼有较好的净血
作用，常食者可降低血胆固醇，因而
对高血压、冠心病患者有益。甲鱼肉
及其提取物能有效地预防和抑制肝
癌、胃癌、急性淋巴性白血病，并用
于辅助防治因放疗、化疗引起的虚弱、贫血、白细胞减少等症。

三文鱼——防止血栓、降低血压

【每餐用量】每餐宜吃 60~80 克。

【营养成分】三文鱼含有丰富的
蛋白质、不饱和脂肪酸、维生素 A、
烟酸及钙、磷、钾、镁、硒等营养成
分。

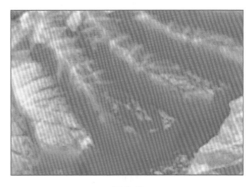

三文鱼

【食用功效】三文鱼属于海洋动
物，其体内富含动物性卵磷脂，是消
除血脂的绝好物质，三文鱼含有的
Ω-3 脂肪酸最多，可有效降低血压、防止血栓。三文鱼所含的 Ω-3 脂肪
酸是脑部、视网膜及神经系统所必不可少的物质，有增强脑功能、防治老
年痴呆和预防视力减退的功效；三文鱼中含有一种强效抗氧化成分——虾
青素，能有效抗击自由基，延缓皮肤衰老。

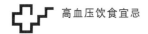
金枪鱼——快速降低血压

【每餐用量】每餐宜吃50~100克。

【营养成分】金枪鱼含有大量肌红蛋白和细胞色素等色素蛋白及不饱和脂肪酸，还含有维生素 B_{12}、维生素 D、钙、磷和丰富的铁质，鱼背含 EPA。

【食用功效】高血压患者宜食用深海鱼，深海鱼含有的不饱和脂肪酸能降血压。在深海鱼中，金枪鱼又备

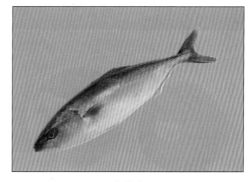
金枪鱼

受推崇，金枪鱼被誉为世界三大营养鱼之一。日本静冈两家企业研究确认，从金枪鱼的血合肉提取精炼的金枪鱼肽具有迅速降血压的功效。血合肉是鱼肉边沿颜色暗红的部分，营养价值很高。金枪鱼鱼背含大量的 EPA，前中腹部含丰富的 DHA，是很好的健脑食品，可增强智力，延缓记忆力衰退。金枪鱼含丰富的酪氨酸，能帮助产生大脑的神经递质，使人注意力集中，思维活跃。

沙丁鱼——保护心血管

【每餐用量】每餐宜吃 50~100 克。

【营养成分】沙丁鱼富含磷脂即 Ω-3 脂肪酸、蛋白质和钙。

【食用功效】咸水鱼类具有保护心血管健康的特殊成分——磷脂，即 Ω-3 脂肪酸。根据美国心血管协会的网站内容显示，这种特殊脂肪酸可以减少甘油三酸酯的产生（造成血栓的

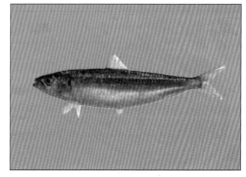
沙丁鱼

有害脂肪酸），并有逐渐降低血压和减缓动脉粥样硬化速度的神奇作用。沙丁鱼也因其丰富的钙含量适合于不同年龄层的人。

虾皮——保护心血管，降低血压

【每餐用量】每餐宜吃 10 克。

【营养成分】虾皮含有丰富的蛋白质和钙，还含有维生素 A、维生素 B_1、维生素 B_2、烟酸、磷、铁、碘、锌、锰等。

【食用功效】血压的高低与钙含量呈负相关关系，适当进补含钙丰富的虾皮对某些患者来说可以不用任何药物，只通过提高钙的摄取量就能控

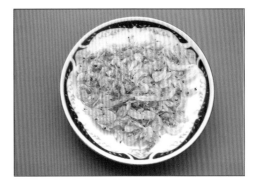

虾皮

制血压。虾皮中还含有丰富的镁元素，镁对心脏活动具有重要的调节作用，能很好地保护心血管系统，也有降低血压的作用。虾皮钙含量十分丰富，可维护骨骼健康，防治骨质疏松。虾皮还有镇定作用，可辅助治疗神经衰弱、自主神经功能紊乱等症。

鲫鱼——预防高血压

【每餐用量】每餐宜吃 50~100 克。

【营养成分】鲫鱼肉含丰富蛋白质、脂肪，还有糖、硫胺素、维生素 B_2、烟酸，钙、磷、铁等矿物质元素。

【食用功效】临床实践证明，鲫鱼肉对防治动脉硬化、高血压和冠心病均有疗效。牡蛎鲫鱼汤适合高血压属肝阳上亢型患者食用。

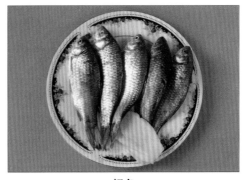

鲫鱼

鲩鱼——预防高血压

【每餐用量】每餐宜吃 50~100 克。

【营养成分】鲩鱼肉含丰富的蛋白质、脂肪、热量、钙、磷、铁、硫胺素、维生素 B_2、烟酸。

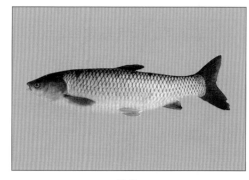

鲩鱼

【食用功效】鲩鱼含有丰富的不饱和脂肪酸，对血液循环有利，是心血管患者的良好食物；鲩鱼含有丰富的硒元素，经常食用有抗衰老、养颜的功效，而且对肿瘤也有一定的防治作用。

牛瘦肉——预防高血压

【每餐用量】每餐宜吃 80~100 克。

【营养成分】牛瘦肉含有丰富的蛋白质和铁、磷、铜、锌等矿物质，又是维生素 A、维生素 B_1、维生素 B_2、维生素 B_6 和烟酸、泛酸等营养物质的良好来源。

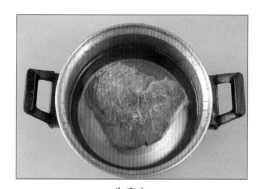

牛瘦肉

【食用功效】牛瘦肉含有丰富的蛋白质，氨基酸组成比猪肉更接近人体需要，能提高机体抗病能力。牛瘦肉富含锌元素，可协助人体吸收利用蛋白质和糖类，对生长发育及手术后、病后调养的人在补充失血、修复组织等方面特别适宜。牛肉中含有易被人体吸收的铁，能有效防治缺铁性贫血。

兔肉——抗血栓形成，保护血管壁

【每餐用量】每餐宜吃 80~100 克。

【营养成分】兔肉含有高达 24%
的全价蛋白，丰富的 B 族维生素复
合物，以及铁、磷、钾、钠、钴、
锌、铜等，属于高蛋白质、低脂肪、
少胆固醇的肉类。

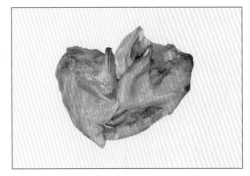

兔肉

【食用功效】兔肉的特点，四高：
即高蛋白、高赖氨酸、高卵磷脂、高
消化率；四低：即低脂肪、低胆固醇、低尿酸、低热量。兔肉含有较高的
植物性食物中缺乏的色氨酸，兔肉中脂肪、胆固醇含量低于其他肉类，而
磷脂含量高于其他肉类，经常食用低胆固醇的兔肉，人血液中胆固醇不会
升高，从而避免了胆固醇在血管壁的沉积，是高血压、肝脏病、冠心病、
糖尿病患者理想的肉食品。

乌鸡肉——抑制和改善高血压症状

【每餐用量】每餐宜吃 50~80 克。

【营养成分】乌鸡肉含丰富的黑
色素、蛋白质、B 族维生素和 18 种
氨基酸以及多种微量元素，其中烟
酸、维生素 E、磷、铁、钾、钠的含
量均高于普通鸡肉，胆固醇和脂肪含
量却很低。乌鸡的血清总蛋白和球蛋
白质含量均明显高于普通鸡。乌鸡肉
中含氨基酸高于普通鸡，而且含铁元
素也比普通鸡高很多。

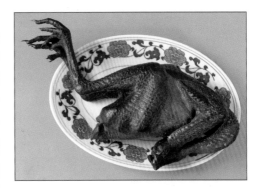

乌鸡肉

【食用功效】乌鸡含有丰富的蛋白质，其蛋白质含量比鸭肉、鹅肉多；
乌骨鸡还含有丰富的黑色素，入药后能起到使人体内的红细胞和血色素增生
的作用。因此，乌鸡自古以来一直被认为是滋补上品。可提高生理功能，延
缓衰老，强筋健骨，对防治骨质疏松、佝偻病、贫血症等也有明显功效。

鹌鹑肉——防治动脉硬化

【每餐用量】每餐宜吃 50~80 克。

【营养成分】鹌鹑肉主要成分为蛋白质、脂肪、无机盐类；且具有含多种氨基酸，胆固醇含量较低的特点。

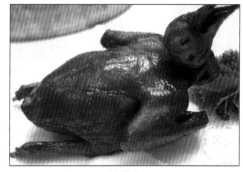

鹌鹑肉

【食用功效】鹌鹑肉是典型的高蛋白、低脂肪、低胆固醇食物，所含丰富的卵磷脂，可生成溶血磷脂，有抑制血小板凝聚的作用，可阻止血栓形成，保护血管壁，阻止动脉硬化。特别适合中老年人以及高血压、肥胖症患者食用。

鸡肉——减少血管紧张素 Ⅱ 的生成

【每餐用量】每餐宜吃 80~100 克。

【营养成分】鸡肉含有蛋白质、脂肪、硫胺素、维生素 B_2、烟酸、维生素 A、维生素 C、胆甾醇、钙、磷、铁等多种成分。

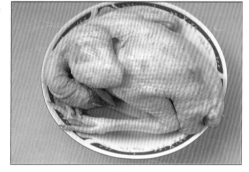

鸡肉

【食用功效】鸡肉中含有对人体生长发育有重要作用的磷脂类，是中国人膳食结构中脂肪和磷脂的重要来源之一。含有较多的 B 族维生素，具有恢复体力、保护皮肤的作用，还对造血有很大的帮助，有滋阴补血的功效；鸡肉蛋白质含量较高，且易被人体吸收和利用，有增强体力、强壮身体的作用。

鸭肉——缓解血压升高头晕

【每餐用量】每餐宜吃 60~80 克。

【营养成分】鸭肉脂肪含量适中，富含蛋白质、维生素 A、B 族维生素、维生素 E 及钾、铁、铜、锌等营养素。

【食用功效】鸭肉富含维生素 D 和磷质，有强健骨骼，预防骨质疏松的作用；鸭肉所含 B 族维生素和维生素 E 较其他肉类多，能有效抵抗脚气病、神经炎和多种炎症，还能抗衰老。

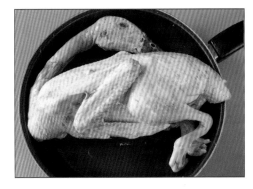

鸭肉

鸡蛋——改善血液循环

【每餐用量】每餐宜吃 1 个。

【营养成分】鸡蛋含有丰富的蛋白质，还含有维生素 A、B 族维生素、卵磷脂及铁、钾、锌、硒等营养素。

【食用功效】鸡蛋中的优质蛋白质对肝脏组织损伤有修复作用；蛋黄中的卵磷脂可促进肝细胞的再生，还对神经系统和身体发育有很大的作用，常吃鸡蛋可以健脑益智，提高记忆力。

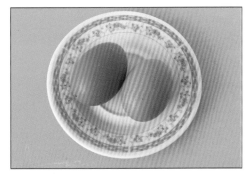

鸡蛋

鹌鹑蛋——预防心血管疾病

【每餐用量】每餐宜吃 3~4 枚。

【营养成分】鹌鹑蛋含丰富的蛋白质、脑磷脂、卵磷脂、赖氨酸、胱氨酸、维生素 A、维生素 B_2、维生素 B_1、铁、磷、钙等营养物质。

【食用功效】鹌鹑蛋的营养价值很高，超过其他禽蛋，最适合体质虚弱、营养不良、气血不足者和少年儿童生长发育者食用；肺气虚弱所致的

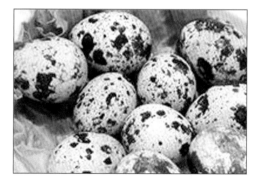

鹌鹑蛋

支气管哮喘、肺结核、神经衰弱者也宜食；胃气不足的胃病患者宜食；所含的维生素 P 对心血管疾病者有益，也可少量食用。

土豆——保持血管弹性、钾钙平衡

【每餐用量】每餐宜吃100~120 克。

【营养成分】土豆中含有大量淀粉以及蛋白质、B 族维生素、胡萝卜素、维生素 C、烟酸、赖氨酸、铁、锌、铜、钙、钾、磷等丰富的矿物质元素。

【食用功效】医学研究发现，土豆中钾和钙的平衡对于心肌收缩有显著作用，能防治高血压并保持心肌健

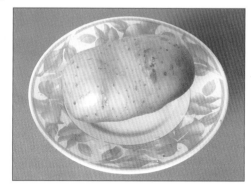

土豆

康，因而有稳定血压的作用。此外，还具有减肥、排钠保钾等作用，对高血压患者非常有利。土豆含有大量膳食纤维，能宽肠通便，防止便秘，预防肠道疾病的发生，还能增加饱腹感，有助减肥。

黄豆——扩张血管，降低血压

【每餐用量】每餐宜吃 25 克。

【营养成分】黄豆富含蛋白质、膳食纤维、脂肪、B 族维生素、维生素 E、钙、磷、铁、大豆异黄酮等。黄豆中含有丰富的钾元素。

【食用功效】黄豆中的蛋白质和豆固酸能显著改善和降低体内的血脂和胆固醇，黄豆中的不饱和脂肪酸和大豆磷脂等成分，对于保持血管弹性

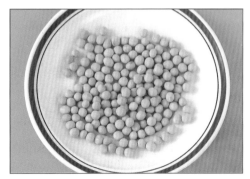

黄豆

和防止脂肪肝形成也具有很好的作用，黄豆中还含有丰富的钾元素，这些对于高血压患者来说，都是很重要的。黄豆可促进脂肪代谢，起到减肥瘦身的效果；黄豆含有的钙质对更年期骨质疏松有一定疗效。

绿豆——利尿排钠，辅助降血压

【每餐用量】每餐宜吃 25 克。

【营养成分】绿豆富含胡萝卜素、维生素 B_1、维生素 B_2、烟酸、糖类及钙、磷、铁等多种营养成分。

【食用功效】人体中如果钠摄入较多，血细胞内水含量增高，血管内的血容量就会增加，进而造成血液对血管壁压力升高，出现高血压。而吃

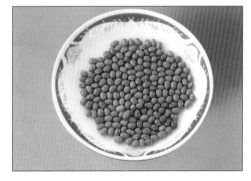

绿豆

绿豆可帮助排钠、排水，钠少了，在一定程度上血容量就会减少，影响血压升高的因素会得到部分缓解，心脏输出的血量也会减少，这样血液对于血管壁的压力就会减小，从而达到辅助降压的目的。能有效帮助降低血压，缓解高血压患者经常出现的头痛、头晕等不适症状。

黑豆——软化扩张血管

【每餐用量】每餐宜吃25克。

【营养成分】黑豆是高蛋白质、低热量食物。含有 19 种脂肪酸，其中不饱和脂肪酸含量高达 80%；含有多种维生素，尤其维生素 E 含量高；还含有微量元素锌、铜、镁、钼、硒、磷等多种营养成分，同时又具有多种生物活性物质，如黑豆色素、黑豆多糖和异黄酮等。

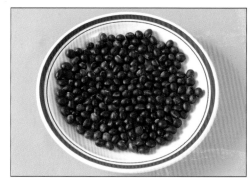
黑豆

【食用功效】黑豆中含有大量能降低低密度脂蛋白的大豆球蛋白、亚油酸、卵磷脂以及降低中性脂肪的亚麻酸等，这些有用成分能软化血管、扩张血管、促进血液流通。日本科学家研究发现，让高血压患者饮用黑豆汁，有降血压的功效。醋泡黑豆有利活性成分溶出，利于身体全面吸收。

黑木耳——防止动脉硬化

【每餐用量】每餐宜吃 50 克（水发）。

【营养成分】黑木耳含有蛋白质、胡萝卜素、维生素 B_1、维生素 B_2、铁、钾、磷、钙、镁及丰富的膳食纤维。

【食用功效】黑木耳具有的抗血小板聚集作用，与肠溶性阿司匹林的功效相当。黑木耳还具有明显的抗凝作用，能阻止胆固醇在血管上沉积和凝结，对动脉硬化也具有较好的防治

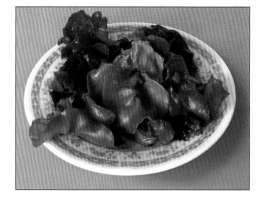
黑木耳

作用。国内有调查表明，患有高血压、高血脂的人，每天吃 3 克黑木耳（干）烹制的菜肴，便能将脑中风、心肌梗死的发生危险减少 1/3。

香菇——降低胆固醇，降低血压

【每餐用量】每餐宜吃 50 克。

【营养成分】香菇的主要营养成分是碳水化合物和含氮化合物，香菇含有丰富的 B 族维生素、铁、钾、维生素 D。

【食用功效】香菇中所含香菇肽可预防血管硬化，可降低人的血压，香菇中所含有的嘌呤、胆碱、酪氨酸、氧化酶以及核酸物质，具有降低胆固醇和防癌作用，可称为餐桌上的降脂佳肴。

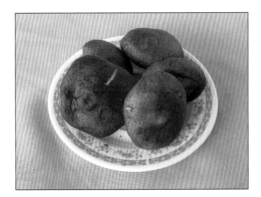

香菇

草菇——降低胆固醇，降低血压

【每餐用量】每餐宜吃 50 克。

【营养成分】草菇中含有多种氨基酸、脂肪、蛋白质、胡萝卜素、维生素（A、C、E）以及各种矿物盐如钾、钠、钙、镁等。

【食用功效】草菇是我们生活中比较常见的食物，能增强人体免疫力，降低胆固醇和高血压，预防癌症。高血压患者可以将草菇洗后清炒、单烩或做汤食用，特别是在夏季

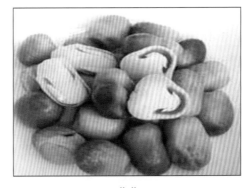

草菇

暑热天气食用对高血压患者更为有效。由于草菇亦属消暑佳蔬，因此高血压患者可通过食用草菇来达到降血压以及控制血压的作用。

平菇——降低胆固醇

【每餐用量】每餐宜吃 50 克。

【营养成分】平菇含蛋白质、脂肪和碳水化合物。还含有多种维生素（A、B、C、E）和钙、铁、磷、钾、镁等矿物质元素。

【食用功效】平菇含有的多种维生素及矿物质可以改善人体新陈代谢，增强体质、调节自主神经功能，故可作为体弱患者的营养品，对肝

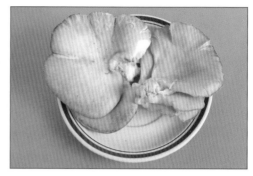

平菇

炎、慢性胃炎、胃和十二指肠溃疡、软骨病、高血压等都有疗效。对降低血胆固醇和防治尿道结石也有一定效果，对妇女更年期综合征可起到调理作用。

紫菜——扩张血管

【每餐用量】每餐宜吃 5~15 克（水发）。

【营养成分】紫菜含有胡萝卜素、维生素 B_1、维生素 B_2、烟酸、铁、钾、磷、钙、镁等营养成分。

【食用功效】紫菜营养丰富，其蛋白质含量超过海带，并含有较多的胡萝卜素和维生素 B_2。脂肪含量低，紫菜含有多种维生素，B 族维生素的含量与蔬菜相当。因此紫菜对心血管患者是非常有益的。紫菜所

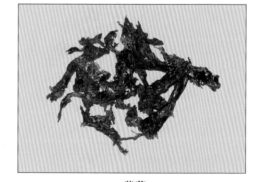

紫菜

含的多糖可以明显增强细胞免疫和体液免疫功能，促进淋巴细胞转化，提高机体的免疫力。

海带——降低胆固醇，辅助治疗高血压

【每餐用量】每餐宜吃 30~40 克（水发）。

【营养成分】海带含有多种有机物和碘、钾、钙、铁等元素，还含蛋白质、脂肪酸、糖类、多种维生素和烟酸等。

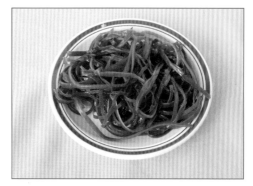

海带

【食用功效】本品可防治地方性甲状腺肿，显著降低胆固醇。常食海带能增加碘的摄入、大量增加钙的吸收，这是具防癌作用的因素之一。对高血压症状、动脉硬化及脂肪过多症有一定的预防和辅助治疗作用。所以海带可以作为降血压的蔬菜食用，减轻高血压患者的症状。

莲子——降低舒张压

【每餐用量】每餐宜吃 10~15 克。

【营养成分】莲子含有蛋白质、B 族维生素、维生素 C、钙、铁、磷等营养成分。莲心还含有黄酮类化合物、多种挥发油、叶绿素及锌、铜、铁、钙、铅等矿物质元素。

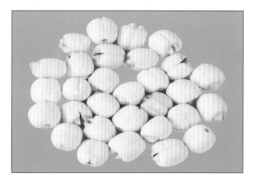

莲子

【食用功效】莲子具有明显的降血压作用，且降低舒张压的作用明显大于收缩压，可能与其直接扩张血管平滑肌有关。莲心对心血管系统具有较强的活性，具有抗心律失常作用，莲子所含生物碱具有显著的强心作用，可以改善心慌、失眠多梦等症状。

核桃——降低低密度脂蛋白，降低高血压

【每餐用量】每餐宜吃 30 克。

【营养成分】核桃含有蛋白质、维生素 B_2、维生素 B_6、维生素 E、磷脂、钙、磷、铁、锌、锰、铬等人体不可缺少的矿物质元素。核桃油含有不饱和脂肪酸。

【食用功效】美国宾夕法尼亚州立大学研究，核桃和亚麻籽中富含的

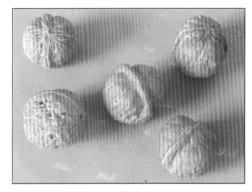

核桃

Ω-3 脂肪酸有助于降低低密度脂蛋白，因而有助于降低心脏病发病概率。研究证实"核桃可降低胆固醇和高血压"，而且表明吃核桃也有助于减轻生活压力，降低高血压。核桃中的磷脂对脑神经有良好的保健作用，可以滋养脑细胞，增强脑功能。

花生——降低有害胆固醇

【每餐用量】每餐宜吃 30 克。

【营养成分】花生含有水分、蛋白质、脂肪、糖类、维生素（A、B_6、E、K）及矿物质钙、磷、铁等营养成分，可提供 8 种人体所需的氨基酸及不饱和脂肪酸、卵磷脂、胆碱、胡萝卜素、粗纤维等有利于人体健康的物质。

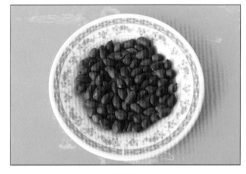

花生

【食用功效】花生油中的脂肪酸主要是油酸。美国和澳大利亚营养学专家试验证明，油酸可降低血脂、降低总胆固醇和有害的胆固醇，保护有益的胆固醇。美国科学家在花生中发现了一种活性很强的天然多酚类物质——白黎芦醇。这种物质是肿瘤类疾病血小板聚集、心脑血管疾病的化学预防剂。因此，说花生能降低血压确有科学根据。

板栗——预防高血压、冠心病

【每餐用量】每餐宜吃 50 克。

【营养成分】板栗含有丰富的营养成分，包括糖类、蛋白质、脂肪、粗纤维、维生素（A、B、C）和钙、磷、钾等矿物质。

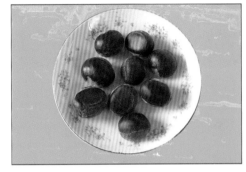

板栗

【食用功效】板栗含有丰富的不饱和脂肪酸、多种维生素以及矿物质，有预防和治疗高血压、冠心病、动脉硬化、骨质疏松等疾病的作用，所以对老年人颇为适宜。板栗中钾元素的含量很突出，每 100 克鲜板栗含钾量为 442 毫克，很适合高血压患者食用。

开心果——保护血管损伤

【每餐用量】每餐宜吃 30 克。

【营养成分】开心果含有丰富的营养成分，包括糖类、蛋白质、脂肪、粗纤维、维生素（A、B、C）和钙、磷、钾等矿物质。

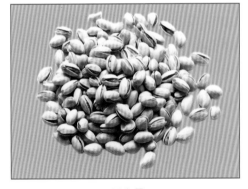

开心果

【食用功效】开心果含有较多钾，钾进入人体后可以对抗钠所引起的血压升高和血管损伤，因此适量摄入钾对高血压患者控制血压很有好处。开心果中的脂肪成分是油酸、亚油酸等不饱和脂肪酸，有软化血管的作用。所含维生素 E 能抗衰老、增强体质。

杏仁——降低胆固醇，保护血管

【每餐用量】每餐宜吃 30 克。

【营养成分】杏仁富含蛋白质、脂肪、糖类、胡萝卜素、B 族维生素、维生素 C、维生素 P 以及钙、磷、铁等营养成分。

【食用功效】杏仁含有丰富的黄酮类和多酚类成分，能够降低人体内胆固醇含量，对防治心血管系统疾病有良好的作用。杏仁中富含的多种营养素，比如维生素 E、不饱和脂肪酸、膳食纤维共同作用能够有效降低心脏病的发病危险。

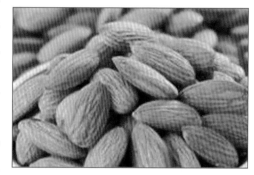

杏仁

脱脂牛奶——有助于维持血压稳定

【每餐用量】每餐宜喝 200 克。

【营养成分】脱脂牛奶含有丰富的蛋白质、乳酸、维生素 A、维生素 B_2 及钙、磷、铁、锌、铜、锰、钼等多种矿物质。

【食用功效】高血压患者多喝点牛奶，特别是脱脂牛奶，以及多吃些奶制品，对降低血压能起到一定的辅助作用。血压的发生与血钠、血钙比例是否均衡有关。当一个人的血钠过高、血钙又过低时，其血压就会明显上升。因此摄入含钙较多的食物，有助于维持血压稳定。最有效、最常用的补钙食品莫过于奶类及奶制品，这类食物不仅含钙丰富，而且也含有丰富的其他矿物质和维生素。高血压患者在选择牛奶时，最好选脱脂奶，这样可以减少脂肪，尤其是饱和脂肪的摄入。

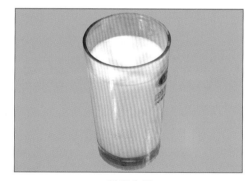

脱脂牛奶

酸奶——对血管有保护作用

【每餐用量】每餐宜喝 100~150 克。

【营养成分】酸奶含有丰富的蛋白质、乳酸菌、维生素 A、维生素 B_1、维生素 B_2、维生素 B_6、维生素 B_{12} 及钙、磷、铁、锌、铜、锰、钼等多种矿物质。

【食用功效】酸奶也是非常好的补钙食品，它不仅可以补钙，而且其中所含的多种有益菌群可以调节肠道功能，适合于各类人群，尤其是老年高血压患者。而奶酪、奶豆腐、奶皮等，高血压患者也可以适当多食用一些。

橄榄油——降低血黏度，调节血压

【每餐用量】每餐宜吃 10~15 克。

【营养成分】橄榄油是从橄榄果里压榨出来的果油，含有丰富的单不饱和脂肪酸和维生素 E、维生素 K、维生素 A、维生素 D 等及酚类抗氧化物质。

【食用功效】橄榄油中单不饱和脂肪酸的含量高达 80%，还含有对心血管健康有益的角鲨烯、谷固醇和维生素 A 原、维生素 E 等成分。这使得橄榄油有很强的抗氧化、预防心血管疾病的能力。对调节血脂、降低血压、预防血栓的形成有一定效用，可以长期用来炒菜或者其他烹调。但是橄榄油只起预防保健作用，高血压的控制还需要长期按时按量服降压药来维持，不能随意增减量或停用。

玉米油——减轻血流阻力

【每餐用量】每餐宜吃 10~15 克。

【营养成分】玉米油富含维生素 A、维生素 D、维生素 E，在玉米油的脂肪中，饱和脂肪酸约占 15%，油酸约占 27%，亚油酸和亚麻酸约占 57%，其他脂肪酸约占 1%。

【食用功效】玉米油中的脂肪酸特点是不饱和脂肪酸含量高达 80%~85%。亚油酸有抗血小板凝集、提高血液活力的功效。玉米油本身不含有胆固醇，它对于血液中胆固醇的积累具有溶解作用，故能减少对血管产生硬化影响，可防治动脉硬化及冠心病。玉米放在中药里则有利尿作用，有帮助稳定血压的效果。

花生油——保护血管壁

【每餐用量】每餐宜吃 10~15 克。

【营养成分】花生油富含维生素（E、A、B₁、B₂）、叶酸以及大量的钙、铁、锌、磷等矿物质元素，人体需要的 42 种营养素，花生中就含有 37 种。花生油含不饱和脂肪酸 80% 以上（其中含油酸 41.2%，亚油酸 37.6%）。另外还含有软脂酸、硬脂酸和花生酸等饱和脂肪酸（19.9%）。

【食用功效】花生油的脂肪酸构成是比较好的，易于被人体消化吸收。我们都知道患有高血压的患者宜吃不饱和脂肪酸，所以说，花生油是高血压患者最好的选择。经常食用花生油，可以保护血管壁，防止血栓形成，有助于预防动脉硬化和冠心病。

香油——软化血管，保持血管弹性

【每餐用量】每餐宜吃 2~6 克。

【营养成分】香油含有油酸、亚油酸、花生酸、卵磷脂、芝麻素、芝麻酚、维生素 E 等。

【食用功效】香油中富含维生素 E 及亚麻酸，其中，维生素 E 具有抗氧化作用，能维持细胞膜的完整性和正常功能，具有促进细胞分裂、软化血管和保持血管弹性的作用，因而对保护心脑血管有好处。而香油中的亚油酸、棕榈酸等不饱和脂肪酸，容易被人体吸收，有助于消除动脉壁上的沉积物，同样具有保护血管的功效。

六

高血压患者的食谱

1. 香菇降压汤
2. 香菇烧菜花
3. 菜心炒腐竹
4. 决明子粥
5. 海带烧木耳
6. 芙蓉豆腐汤
7. 三丝菠菜
8. 金菇拌银芽
9. 薏苡仁银耳羹

10. 荷叶粥
11. 珠落玉盘
12. 绿豆海带粥
13. 冬瓜草鱼汤
14. 香菇炒油菜
15. 葱爆兔肉片
16. 番茄煮牛肉
17. 山药枸杞蒸鸡

1. 香菇降压汤

【配料】鲜香菇 90 克，调料适量。

【制作】将香菇去梗，洗净后，切细丝，置锅内用植物油和盐炒过，加水煮汤，沸后加味精调味。

【用法】饮汤食菇，每日 1 剂，连用 2~3 个月为 1 个疗程。

【功效】降压、降脂。

【主治】高血压、脂肪肝、糖尿病。

【出处】《中华药膳·防治肝胆病》。

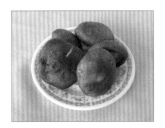
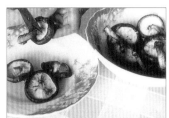
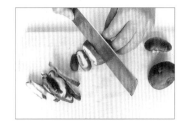

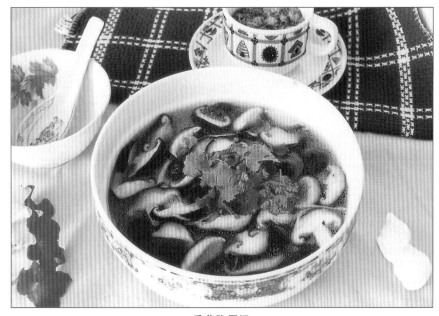

香菇降压汤

2. 香菇烧菜花

【配料】小香菇 15 克，菜花 25 克，鸡汤 200 毫升，调料适量。

【制作】将菜花洗净，掰成小块，用开水焯透，小香菇洗净，将油烧热后放入葱、姜煸出香味，入盐、味精、鸡汤，烧开后去葱、姜，再将香菇、菜花分别码入锅内，用微火稍烧入味后，淋入淀粉，麻油翻匀即可。

【用法】佐餐食之。

【功效】降压、降脂，益胃助食。

【主治】高脂血症、高血压、动脉硬化、糖尿病。

【出处】《中华药膳·防治肝胆病》。

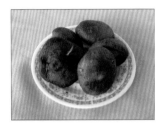 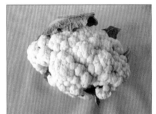 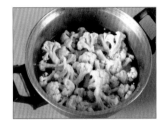

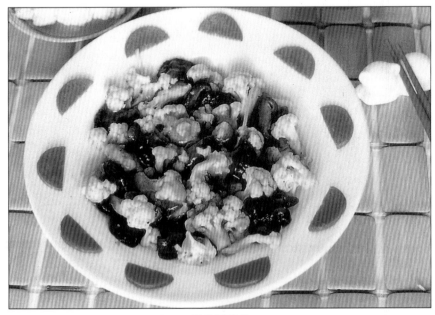

香菇烧菜花

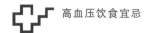
3. 菜心炒腐竹

【配料】腐竹 100 克，青菜心 50 克，笋片 50 克，水发黑木耳 15 克，味精、酱油、白糖、湿淀粉、植物油、鲜汤各适量。

【制作】将青菜心洗净，切成段，下沸水锅焯透，将水发黑木耳洗净。腐竹泡发好，洗净，切成菱形。炒锅上火，放油烧热，倒入腐竹、青菜心、笋片、黑木耳煸炒，加入酱油、白糖、味精调味，加入鲜汤 1 勺烧沸，用湿淀粉勾芡，起锅装盘即成。

【用法】佐餐食之。

【功效】降脂、降压、化痰。

【主治】高脂血症、高血压、糖尿病。

【出处】民间验方。

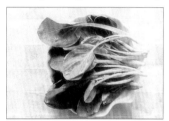
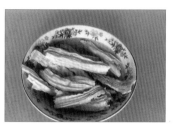
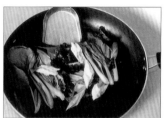

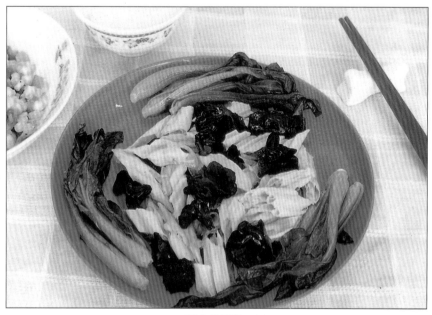

菜心炒腐竹

4. 决明子粥

【配料】炒决明子 12 克，白菊花 9 克，粳米 100 克，冰糖少许。

【制作】将决明子和菊花洗净后，置锅内加适量清水煮煎 30 分钟，去渣取汁，再入粳米煮粥，加冰糖少许调味即成。

【用法】每日 1 剂，早晚空腹食之。

【功效】清肝降火，平肝潜阳，降脂。

【主治】高脂血症、高血压等病症，伴有肝火上炎，目赤肿痛，肝阳上扰之头晕头痛等。

【出处】《中华药膳·防治肝胆病》。

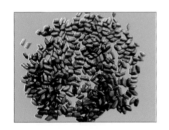
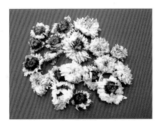
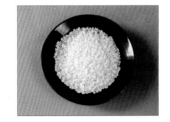

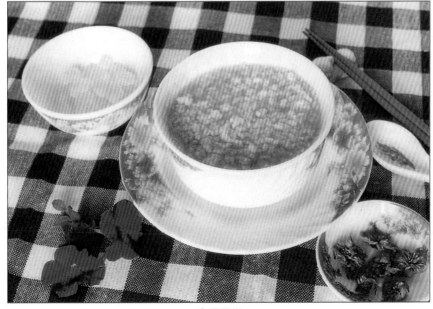

决明子粥

5. 海带烧木耳

【配料】鲜海带 250 克，黑木耳 40 克，芹菜 100 克，调料适量。

【制作】海带洗净择去梗，横切成 1 厘米宽的条，用沸水氽过。葱白切段，芹菜洗净切段。黑木耳水发，拣去杂质，洗净。旺火起油锅，爆炒葱白、姜片，倒入海带、木耳，加白糖、香醋、精盐、料酒及酌加素汤，烧半小时，倒入芹菜、调味精装碟上桌即可。

【用法】佐餐食之。

【功效】柔肝、降脂。

【主治】高血压、脂肪肝、高血脂。

【出处】《心血管病食疗》。

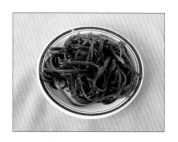
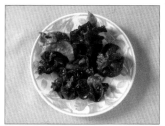
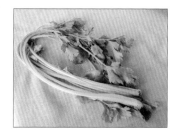

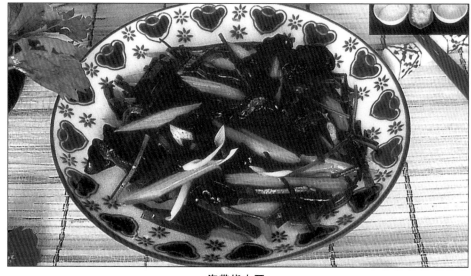

海带烧木耳

6. 芙蓉豆腐汤

【配料】豆腐 400 克，水发香菇 25 克，牛奶 100 克，鲜蘑菇 25 克，青笋 50 克，白糖、食盐各适量，胡椒粉、味精各少许，水淀粉 20 克。

【制作】豆腐用刀背捶茸，盛入碗内，加牛奶、食盐、味精、水淀粉搅匀，上笼用旺火蒸上气。改用小火蒸 10 分钟，待成蛋糕状时用汤匙舀入盘内。将香菇、蘑菇、青笋分别洗净，香菇切薄片，青笋切菱形片，待用。将锅置中火上，下油和素汤，放香菇、蘑菇、青笋煮熟后捞出并摆在豆腐糕四周。汤汁中加食盐、胡椒粉、白糖、味精，用水淀粉勾芡，起锅后浇在豆腐糕上即成。

【用法】佐餐或单独食用皆可。

【功效】益气养肝、降脂降压。

【主治】高血压、脂肪肝、高血脂等。

【出处】《心血管病食疗》。

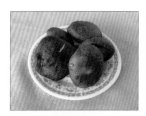 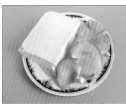 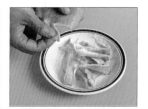

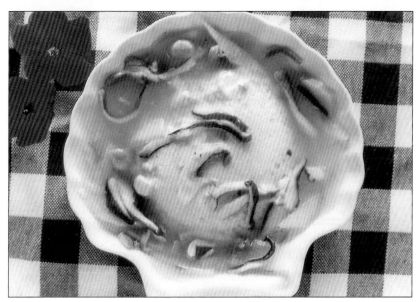

芙蓉豆腐汤

7. 三丝菠菜

【配料】菠菜 200 克，胡萝卜 50 克，冬笋、香菇各 15 克，油、姜、精盐、味精各少许。

【制作】菠菜切段，胡萝卜、冬笋、香菇切丝，注油烧热，下入姜末炝锅，放笋丝、香菇丝、胡萝卜丝煸炒几下，放菠菜煸炒，加精盐、味精，炒至菠菜塌软，出锅装盘即成。

【用法】佐餐食用。

【功效】降脂、降压。

【主治】高血脂、高血压、脂肪肝。

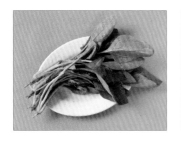
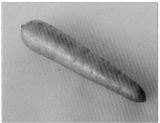
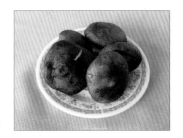

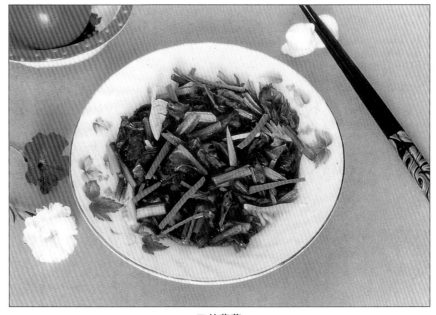

三丝菠菜

8. 金菇拌银芽

【配料】绿豆芽 100 克，金针菇 50 克，青椒 50 克，植物油 5 克，葱、精盐、味精各少许。

【制作】青椒切成细丝，锅放水、烧沸，绿豆芽、金针菇、青椒丝投入焯一下，捞出，沥干水分。炒锅放油烧热，投入葱段煸黄后捞出葱段，锅端离火放入焯过材料、精盐、味精拌匀即成。

【用法】佐餐食用。

【功效】降脂、利水。

【主治】肥胖性脂肪肝、高血压。

【出处】民间验方。

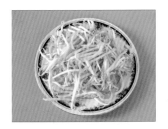 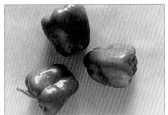 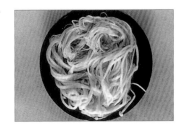

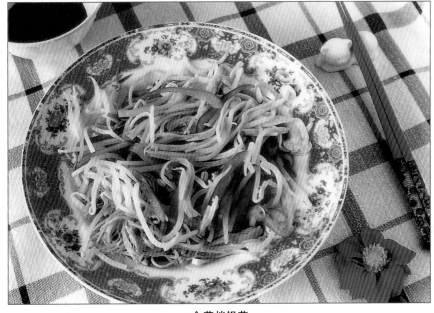

金菇拌银芽

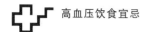

9. 薏苡仁银耳羹

【配料】水发银耳 50 克，薏苡仁 150 克，白糖、糖桂花、湿淀粉各少许。

【制作】将薏苡仁去杂，用温水浸泡，泡好后洗净待用。将水发银耳去杂洗净，撕成小片待用。锅中加入冷水、银耳、薏苡仁烧煮，薏苡仁熟透时，加入白糖烧沸，用湿淀粉勾成稀芡，加糖桂花拌匀出锅转碗即成。

【用法】每日 1 剂。

【功效】降压、降脂，除湿、祛痰。

【主治】脂肪肝、高脂血症、高血压、肥胖病。

【出处】《心血管病食疗》。

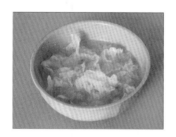
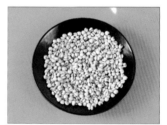

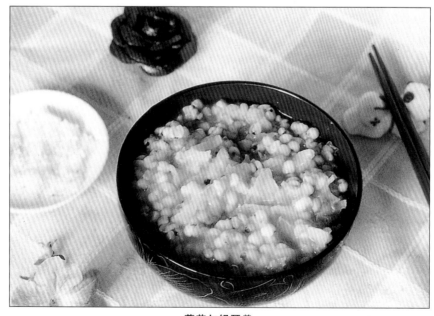

薏苡仁银耳羹

10. 荷叶粥

【配料】鲜荷叶 1 张，粳米 50 克，冰糖适量。

【制作】鲜荷叶洗净，切细，放入锅中，加适量水煎煮 15 分钟，去渣留汁，待用。粳米洗净入锅，加适量水，煮至米开汤未稠时，调入荷叶汁和冰糖末，改用小火熬煮成粥。

【用法】随意食之。

【功效】清热解暑，降脂降压。

【主治】脂肪肝、高血脂、肥胖症患者的防暑解暑。

【出处】《心血管病食疗》。

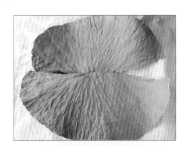
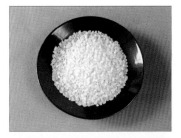

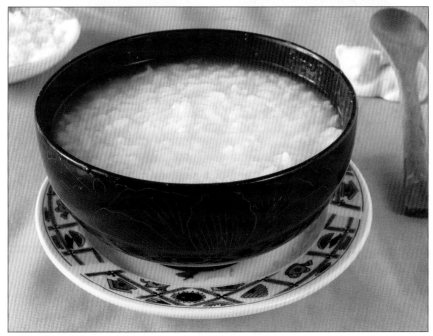

荷叶粥

11. 珠落玉盘

【配料】嫩玉米 300 克，红绿柿椒 50 克，白糖、精盐、味精、生油等各适量。

【制作】将带浆嫩玉米粒洗净，红绿柿椒去蒂和籽，洗净后切小丁。炒锅加油，烧至七成热，放入玉米煸炒，加盐、清水，再炒几分钟，加入柿椒煸炒片刻，加白糖、味精炒至入味即可出锅装盘。

【用法】配餐或单独食用。

【功效】降压、降脂。

【主治】脂肪肝、高脂血症、肥胖症。

【出处】《心血管病食疗》。

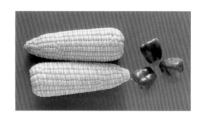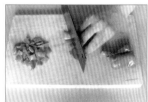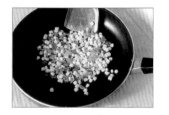

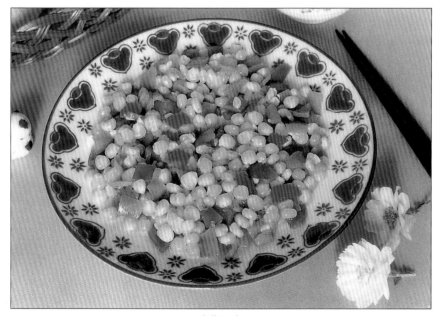

珠落玉盘

12. 绿豆海带粥

【配料】粳米150克，海带50克，绿豆150克，白糖适量。

【制作】将海带浸泡，洗净。分别将绿豆、粳米洗净，放入沸水锅，约30分钟即煮透（煮时要多次用勺搅动锅底，以防粘锅），用白糖调味即成。

【用法】当主食食用。

【功效】降脂、减肥。

【主治】脂肪肝、高血脂、高血压、肥胖症等。

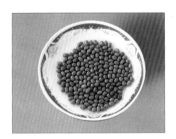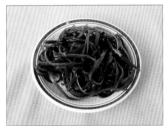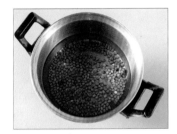

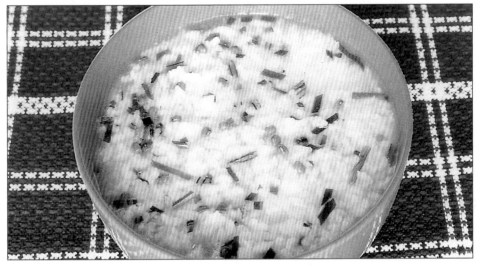

绿豆海带粥

13. 冬瓜草鱼汤

【配料】冬瓜 500 克，草鱼 250 克，料酒、精盐、葱段、姜片各适量。

【制作】将草鱼洗净，将冬瓜去皮、瓤切成块。炒锅加油烧热，放鱼稍煎，加入料酒、冬瓜、精盐、葱、姜、清水，煮至鱼熟烂入味，拣去葱、姜即出锅。

【用法】佐餐食之。

【功效】降脂、减肥。

【主治】肥胖症、脂肪肝。

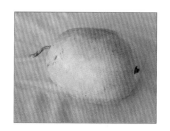
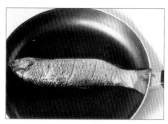
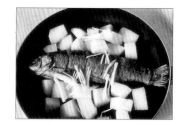

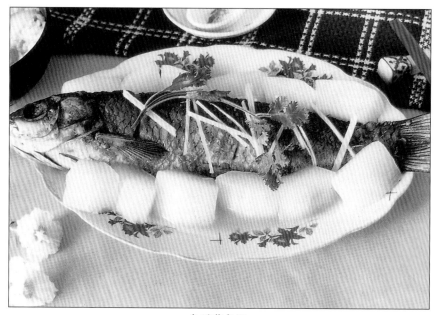

冬瓜草鱼汤

14. 香菇炒油菜

【配料】油菜 200 克，香菇 50 克，植物油 5 克，姜、葱、姜、酱油、料酒、味精、精盐、淀粉各少许。

【制作】香菇一切两半，油菜切段，姜、葱切成末，将油菜、香菇焯一下取出。锅放火上，加油，油热时放葱、姜炝一下锅，加入酱油、料酒、味精、精盐，再放入香菇、油菜，大火烧开，小火煨透，淀粉勾芡，即可盛盘。

【用法】佐餐食之。

【功效】降脂。

【主治】可作为脂肪肝的常用菜。

【出处】民间验方。

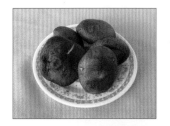
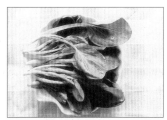
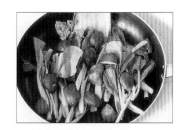

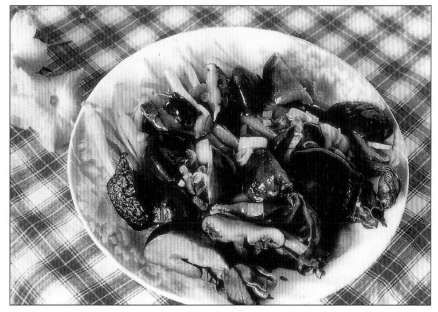

香菇炒油菜

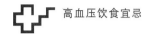
15. 葱爆兔肉片

【配料】兔肉200克，鸡蛋清1只，大葱100克，料酒、精盐、味精、白糖、酱油、醋、湿淀粉、麻油、菜油各少许。

【制作】将兔肉洗净切片，盛入小碗，加精盐、料酒、鸡蛋清、淀粉搅匀上浆。将大葱切成片。用碗加料酒、酱油、白糖、醋、味精、湿淀粉调成芡汁。将锅下菜油烧至四成热，倒入浆好的兔肉，用筷子划散，熟后倒入漏勺，锅中留少量底油烧热，将大葱下锅略煸，然后放入兔肉，加入调好的芡汁和水，颠动炒锅，淋上麻油即成。

【用法】佐餐或单食。

【功效】降压、降脂。

【主治】高血压、脂肪肝、高血脂、动脉硬化。

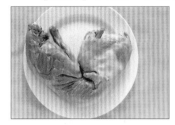
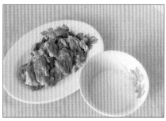
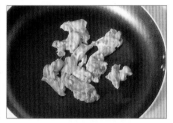

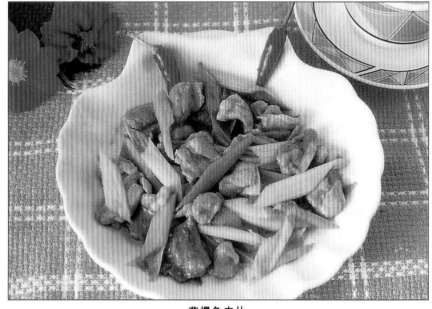

葱爆兔肉片

16. 番茄煮牛肉

【配料】鲜番茄 450 克，牛肉 100 克，油、盐、糖各适量。

【制作】将番茄洗净切块，牛肉切成小块，先在铁锅内放入适量食油，待八成热时，放入牛肉块炒至八分熟，加适量盐及番茄炒，可加少许水，放入糖同煮至熟即可。

【用法】佐餐。

【功效】养肝补血，降脂。

【主治】脂肪肝有胁痛者。

【出处】民间验方。

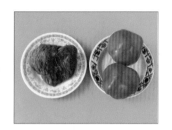 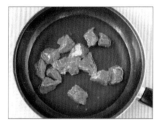 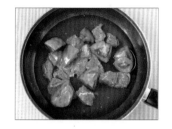

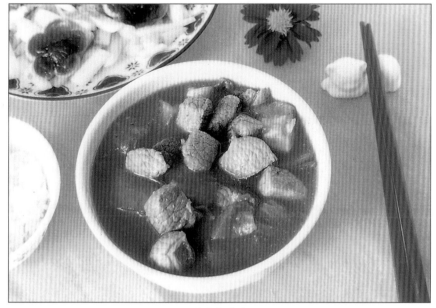

番茄煮牛肉

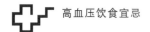

17. 山药枸杞蒸鸡

【配料】净母鸡1只（约1500克），山药40克，枸杞子30克，水发香菇、火腿、笋片各25克，料酒50克，高汤1000克，调料适量。

【制作】净鸡去爪，剖开脊背，抽去头颈骨留皮，入沸水锅内氽一下，取出洗净血秽。山药去皮，切成长7~10厘米的纵片；枸杞子洗净。鸡腹向上放在汤碗内，诸料铺在鸡面上，加入料酒、精盐，味精、清汤上笼蒸2小时至鸡肉熟烂。

【用法】随意饮食。

【功效】补肝肾、益精血。

【主治】高血压、脂肪肝。

【出处】《滋补保健药膳》。

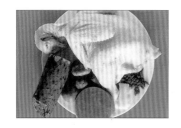
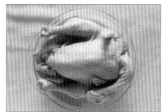
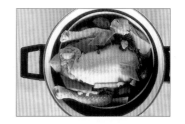

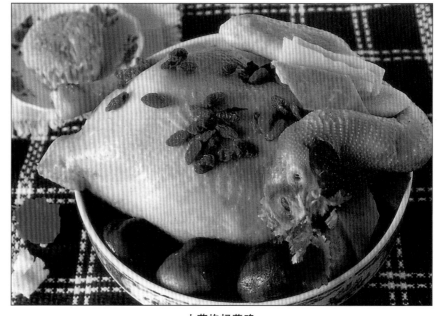

山药枸杞蒸鸡